KB049323

국민건강증진을 위한
임상연구와
빅데이터 활용

대한민국의학한림원 정책개발위원회

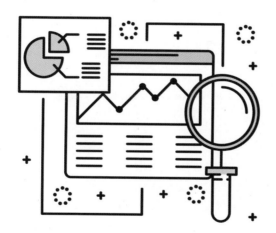

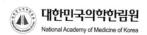

대한민국의학한림원
National Academy of Medicine of Korea

집필진

연세대학교 보건대학원 교수 지선하

충북대학교 의과대학 의료관리학교실 교수 신광수

충북대학교 의과대학 의료관리학교실 교수 김연국

한국보건의료연구원 선임연구위원 박종연

한국보건의료연구원 부연구위원 박은정

편찬위원장

서울대학교 의과대학 예방의학교실 교수 박병주

편찬위원

서울대학교 의과대학 의료관리학교실 교수 김윤

연세대학교 의과대학 예방의학교실 교수 박은철

고려대학교 의과대학 예방의학교실 교수 안형식

서울대학교 의과대학 법의학교실 교수 이숭덕

충북대학교 의과대학 의료관리학교실 교수 이영성

울산대학교 의과대학 영상의학교실 명예교수 임태환

가톨릭대학교 의과대학 방사선과학교실 교수 정승은

서울대학교 보건대학원 교수 정효지

간행인

대한민국의학한림원 회장 정남식

발 간 사

　고령사회로의 급속한 변화와 미래의 불확실성으로 보건의료계가 더욱더 복잡 다양해짐에 따라, 근거중심의 보건의료를 위한 자료연계와 빅데이터 연구 기반을 확보하는 것이 매우 중요한 사안으로 정보 가치의 중요성이 더욱더 높아지고 있습니다.

　정부의 정책에 따라 공공기관별로 데이터 공개 및 공유를 확대하고 있고, 개인정보보호 관련 법 제도개선을 추진하고는 있으나, 공공 데이터의 활용에 아직은 한계가 있고 자료 연계를 위한 개인수준의 데이터 연계와는 원활하지 않은 상황입니다.

　보건의료 빅데이터는 또한 4차 산업혁명의 원동력으로 그 의미가 큽니다. 따라서 곳곳에 흩어져 있는 데이터들을 다양한 임상연구의 수요에 맞추어 효과적이면서도 안전하게 자료를 연계하고 공익목적으로 자료를 활용하는 것이 새로운 과제로 부각되고 있습니다. 보건의료분야는 다른 사회경제적 분야에 비해 공공영역이 크게 차지하고 있고 빅데이터 활용에 따른 파급효과도 크기 때문입니다. 이러한 점들을 감안한다면 보건의료 빅데이터의 국가적 활용을 높이기 위해 공공 데이터의 개방성 확대와 더불어 국민의 건강증진을 위한 임상연구의 활성화를 위해 그 인프라를 확보하는 것이 중요한 이슈일 수 있습니다.

국민의 건강증진을 위하여 과학적이고 체계적으로 국가 차원의 공익적 임상연구를 지원해야만 하며, 국가는 공공 데이터의 표준화를 맞추고 데이터의 질을 향상시키면서 공개수준을 높이는 것이 데이터의 활용성도 높이고 국가 경쟁력을 향상시킬 수 있는 방안으로 여겨집니다.

이러한 시대적 흐름에 맞추어 대한민국의학한림원은 그간 국민의 건강증진을 위하여 빅데이터를 활용한 공익적 임상연구들을 지원하고 현 시점에서 연구주제 수요가 높은 임상연구주제들을 도출함으로써 빅데이터 연구활성화 방안들을 모색해 왔습니다. 이러한 취지로 공공기관의 자료원을 공익적 임상연구에 활용하고자 노력을 하였으며, 더 나아가 학술적 영역뿐만 아니라, 보건의료정책 및 의료윤리적 측면까지를 포함하여 다양한 의제들을 연구기반으로 이 책에 담았습니다.

본 책자발간을 계기로 국민건강증진을 위하여 임상적 수요가 높은 공익적 임상연구 주제가 도출되고 빅데이터의 활성화를 위한 다부처 및 다각도의 정책적 지원이 이루어져 급변하는 보건의료계 상황 속에서도 유연하고 효율적인 대응시스템 마련에 도움이 되기를 기대합니다.

감사합니다.

2017년 12월
대한민국의학한림원 회장 정남식

목 차

표 목차

그림 목차

제1장

서 론

서 론

　보건의료계에 전개되고 있는 임상의학의 발전 속도는 예상하지 못할 정도로 빠르게 변화하고 있으며, 이러한 임상의학의 질적 양적 수준의 발전을 위해서는 다양한 형태의 임상연구가 지속적으로 수행되어야만 한다. 각종 질환이나 치료를 위해서 각 학회 혹은 기관에서 제시하고 있는 진료지침 혹은 가이드라인 등도 많은 임상연구로부터 도출된 결과들을 근거로 개발되고 그 결과를 토대로 더욱 발전된 임상의학 기반이 마련되기 때문이다.

　국가의 예산이 투입되어 수행한 모든 연구 결과는 공적인 지식자산으로서 향후 의학발전은 물론, 보건의료정책을 수립하는 데 귀중한 자료가 되어야 하며 임상자료의 자원화로 국가 빅데이터로 활용될 수 있도록 체계화할 필요가 있다. 이들 연구자원은 향후 연구에도 중요한 기반이 되는 국가임상연구의 인프라로서 중요성도 갖고 있다.

　이러한 배경 하에 여기서는 임상연구의 개념을 알아보고 보건의료분야에서 빅데이터를 활용한 임상연구의 사례들을 살펴보고자 한다.

1. 임상연구의 개념

임상연구(clinical research)는 인간을 대상으로 하는 연구로서 현대 의학발전의 근간이 되었으며, 보건의료 영역에서 중요한 의미를 갖는 분야이다. 임상연구에 대해 대부분 신약 개발을 위한 산업체 주도의 임상시험들을 떠올리며 임상시험(clinical trial)과 구분하지 않고 사용하고 있는데 미국 국립보건원(National Institutes of Health, NIH)에서는 각각 별도의 정의를 내리고 있다.[1]

임상연구는 특정한 사람이나 인구 집단에 개입하거나, 인간의 행위나 인체 조직 같은 인간에게서 나온 시료를 이용하는 연구로 정의하고 있다.[2] 반면, 임상시험은 임상연구를 수행하는 과정에서 시간이나 공간, 임상수행 요건 등에서 인위적인 개입이 존재하며, 임상연구의 한 가지 형태로서 미리 정의된 계획이나 프로토콜에 따라 진행하는 연구를 의미한다. 임상시험에서는 일반적으로 연구과정 중에 개입하는 것을 "중재(intervention)"라고 표현하며, "시험(trial)"이라고 칭하는 이유이기도 하다.

일반적으로 각 국가별 규제주체에서 의약품 혹은 의료기기 등과 같이 시판허가를 얻기까지의 임상연구가 대부분 임상시험에 속한다고 볼 수 있다. 그러나 시판허가를 승인받은 이후에도 유효성(efficacy)과 안전성(safety)에 대한 근거를 마련하기 위하여 임상시험계획에 따라서 임상연구를 수행한다. 시판허가 이후에 수행하는 임상연구는 실제 임상현장의 상황을 반영하여 진행하게 되며, 관찰연구와 실험연구로 구분하여 진행하기도 한다. 이러한 시판 혹은 허가 이후의 임상연구에는 관찰연구로서 환자등록연구 혹은 시판 후 조사(postmarketing surveillance)등이 포함된다.

---

1) https://www.nichd.nih.gov/health
2) Clinical Trials & Clinical Research [Hompage on the Internet]. Bethesda, MD: National Institute of Child Health and Human Development [cited 2016 Jun 3]. Available from: https://www.nichd.nih.gov/health/clinicalresearch/Pages/index.aspx

최근에는 임상연구의 방법론이 매우 다양해졌고, 각 임상연구의 목적에 따라 수행절차(operation process)가 많이 차별화 되어왔으며, 임상연구의 비용 절감과 윤리적인 차원에서 지속적인 발전이 이루어져 왔다.[3][4][5][6]

우리나라에서는 공식적인 기관이나 법률에서 임상시험의 정의에 관해 언급하고 있지는 않지만, 생명윤리 및 안전에 관한 법률 시행규칙에서 임상연구 대신 인간 대상 연구라는 단어로 정의하고 있으며, 임상연구와 비슷한 개념으로 사용되고 있다.[7] 이 법률의 시행규칙 제2조에서 인간 대상 연구의 범위는 1) 사람을 대상으로 물리적으로 개입하는 연구, 2) 의사소통, 대인접촉 등의 상호작용을 통하여 수행하는 연구, 3) 개인을 식별할 수 있는 정보를 이용하는 연구로 정의하고 있다.

미국, 영국과 같은 선진국에서는 건강보험 정책 및 임상진료를 위한 근거를 마련하고자 임상연구를 장려하며, 임상연구는 순수한 학문발전을 도모하기보다는 자국의 의료정책, 의료자원의 효율적 배분을 위한 과학적인 접근방법으로 사용하고 있다.[8]

우리나라에서도 산업체에서 주도하는 임상시험 이외에도 국가에서 연구비를 지원하는 공익적 임상연구가 있으며, 연구 결과와 이해상충(Conflict Of Interest, COI)되지 않고 국가 차원의 정책결정을 지원하거나 공공을 위한 목

3) Kummar S, Rubinstein L, Kinders R, Parchment RE, Gutierrez ME, Murgo AJ, Ji J, Mroczkowski B, Pickeral OK, Simpson M, Hollingshead M. Phase 0 clinical trials: conceptions and misconceptions. The Cancer Journal. 2008 May 1; 14(3): 133−137.
4) Rubinstein L. Phase II design: history and evolution. Chinese clinical oncology. 2014 Jan 4; 3(4).
5) Rai SN, Ray HE, Srivastava DK, Barnes C, Cambon AC. Phase II Clinical Trials: Issues and Practices. Biom Biostat Int J. 2014; 1(2): 00008.
6) Stephenson H. Strategic Research: A Practical Handbook for Phase IIIB and Phase IV Clinical Studies. Chapter 8: Optimizing site performance. Journal of Clinical Research Best Practices. 2008 Feb; 4(2).
7) Rules on Life Ethics and Safety [Hompage on the Internet]. Sejong: National Law Information Center [updated 2015 Dec 10; cited 2016 Jun 3]. Available from: http://www.law.go.kr
8) 문기태, 임상연구에 관하여, 근거와 가치; 2016 June 2(2): 54−58.

적으로 임상연구들을 수행하고 있다. 우리나라에서는 건강보험 진료비와 같은 공적 의료재원의 합리적 사용을 위한 근거 생성 필요성, 고가 약제 및 고가 시술 증가에 따른 비용효과 연구 필요성과 안전성 및 효과성 비교연구를 통한 의료관련 사고나 재해로부터 국민의 안전을 도모하기 위한 사회적 요구 등으로 국가가 지원하는 공익적 임상연구의 중요성이 높아지고 있다.

2. 보건의료분야의 빅데이터 활용 현황

빅데이터는 보건복지서비스에 새로운 패러다임을 제공하며, 그 활용이 보건의료분야에 기여할 수 있는 가치는 매우 크다.[9] 이 때문에 최근 들어 전세계적으로 국가차원에서 빅데이터에 대한 투자가 활발해지는 추세를 보이며, 우리 정부도 공공 분야 빅데이터 활용을 위하여 노력하고 있다.

빅데이터는 단순히 양적으로 방대한 자료가 아니라 큰 크기로 인하여 처리와 분석이 용이하지 않으나, 이를 이용하여 의사결정에 도움이 되는 유용한 정보를 생산해낼 수 있는 자료, 그리고 그 자료를 활용할 수 있는 일련의 시스템을 뜻한다.[10] 빅데이터의 주요 특성으로는 3V(Volume, Variety, Velocity)를 기본으로 1V(Value)나 1C(Complexity)를 추가하여 설명되고 있다(표 1−1).[11]

표 1−1. 빅데이터의 4가지 구성요소

구분	주요 내용
규모(Volume)의 증가	기술적인 발전과 IT의 일상화가 진행되면서 해마다 디지털 정보량이 기하급수적으로 폭증하여 제타바이트(ZB)시대로 진입
다양성(Variety)의 증가	로그기록, 소셜, 위치, 소비, 현실 데이터 등 데이터의 종류의 증가와 멀티미디어 등 비정형화된 데이터 유형의 다양화
속도(Velocity)의 증가	사물정보(센서, 모니터링), 스트리밍정보 등 실시간 정보의 증가로 데이터의 생성과 이동(유통) 속도가 증가, 대규모 데이터 처리와 정보의 활용을 위한 데이터 처리 및 분석 속도가 중요

---

9) Murdoch TB, Detsky AS. The inevitable application of big data to health care. JAMA 2013; 309: 1351-1352.

10) Beyer MA, Douglas L. In: The importance of 'big data': a definition. Stamford: Gartner; 2012.

11) 정지선(2012), "성공적인 빅데이터 활용을 위한 3대요소: 자원, 기술, 인력", IT & Future Strategy, 제3호.

구분	주요 내용
복잡성(Complexity)의 증가	구조화되지 않은 데이터, 저장방식의 차이, 중복성 문제, 데이터의 종류 확대, 데이터 관리 및 처리의 복잡성이 심화

* 자료: 정지선(2011), 新가치창출 엔진, 빅데이터의 새로운 가능성과 대응 전략

IOM(2009)은 2020년까지 임상에서 의사결정의 90%는 환자의 상황에 맞추어진 최신의 임상정보에 근거하여 이루어질 것으로 보건의료계 환경변화를 전망하였으며, Hermon & Williams(2011)은 보건의료에서 빅데이터 활용분야를 행정과 서비스 제공(administration & delivery), 임상의사결정지원(clinical decision support), 임상정보(clinical information), 개인 및 소비자 행태(behavior/consumer)로 분류하였다. 또한, Mckinsey(2011)는 5개의 빅데이터 활용 영역과 견인 요소들(levers)을 다음과 같이 제시하였다.

첫째, 임상 과정(clinical operation)으로 비교효과성 연구, 임상의사결정지원시스템, 의료 데이터의 투명성, 원격 환자 모니터링, 고도의 분석 기반 환자 프로파일로 활용하는 영역이다.

둘째, 지불과 가격 설정(payment/pricing)으로 진료비 청구의 정확도와 신뢰도를 점검하고 부정행위를 감지하는 등의 자동화시스템, 보건경제 및 결과 연구, 성과보상 플랜으로 활용하는 영역이다.

셋째, 연구·개발(R&D)로 예측모형, 임상시험설계 개선을 위한 통계적 도구와 알고리즘, 임상시험 데이터 분석, 개인맞춤의학, 질병패턴 분석으로 활용하는 영역이다.

넷째, 신사업 모델(new business models)로 환자 임상기록과 청구 데이터의 결합, 온라인플랫폼과 커뮤니티들을 활용하는 영역이다.

마지막으로 공중보건(public health)에서는 질병 감시와 반응프로그램 등으로 활용하는 영역이다.

Krumholz(2014)는 환자, 인구 집단, 조직의 복잡성을 반영한 '예측 개선', '성과 향상', '새로운 발견의 확대', '비교효과성 연구 발전'을 위해 빅데이터를

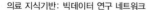
의료 지식기반: 빅데이터 연구 네트워크

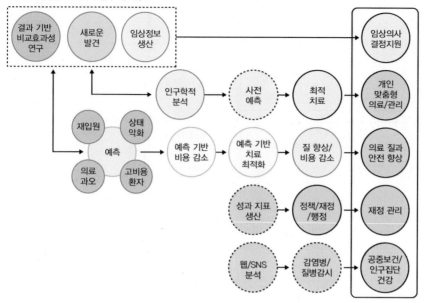

그림 1-1. 보건의료 빅데이터 활용 사업의 분류 틀

자료: 강희정 외(2015). 보건의료 빅데이터 활용을 위한 기본계획 수립 연구. 보건복지부, 한국
보건사회연구원. p.390.

활용해야 한다고 제안하였으며, Curtis 등(2014)은 빅데이터 분석을 통해 고비
용 환자, 재입원 및 합병증 발생, 의료사고를 예측함으로써 치료 최적화와 비
용 감소를 기대할 수 있다고 강조하였다.

　Roski 등(2014)은 개인 맞춤 의료(개인의 세부 위험도에 맞춘 진단 및 치료),
임상결정지원시스템의 활용, 모바일기기 등을 통한 환자 생산 데이터 반영의
서비스 최적화, 빅데이터 기반 인구 집단 건강 분석, 부정감지와 예방을 위한
보건의료 빅데이터의 활용가치를 제시하였다.

　결론적으로, 보건의료 빅데이터 활용의 가치창출 기전은 시스템 참여자들
의 의사결정을 지원하는 정보와 근거 생산 기반을 확대하고 생산된 정보가 현
장에서 활용되는 연계 기전이 활성화될 때 작동이 된다는 것이다.

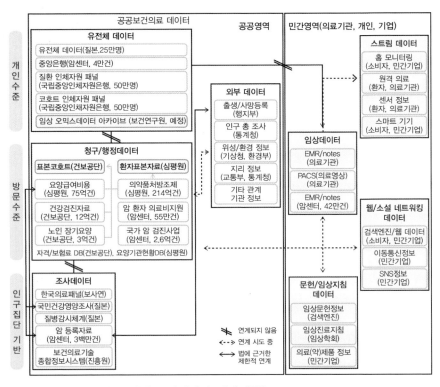

그림 1-2. 우리나라 보건의료 데이터와 연계 현황

데이터 기반 의사결정은 의료서비스 제공과정을 최적화시키고 관련 정책들의 효과성을 높이며 개인과 시스템 전반에서 결과 향상과 지출 효율화를 가져올 것이다.

보건의료분야에서 빅데이터에 대한 공공 분야 투자는 의료비지출 증가를 억제하기 위한 최선의 과학적 근거를 가진 의료를 찾는 노력에서 촉발되었다.[12]

---

12) Bae JM, Park BJ, Ahn YO. Perspectives of clinical epidemiology in Korea. J Korean Med Assoc 2013; 56: 718-723.

주어진 자료원들을 활용하여 효율적이고 효과적인 보건의료서비스를 제공하고자 근거창출을 하려면 자료를 생산하는 기관에 분산되어 있는 빅데이터를 연계하는 것이 필수적이다.[13]

이미 미국, 영국, 호주, 캐나다 등 의료선진국에서는 보건의료분야 연구에 연계자료를 활발히 활용하고 있으며, 미국의 SEER(Surveillance, Epidemiology, and End Results)−Medicare data 그리고 호주의 Western Australian Data Linkage System 등이 그 주요 사례이다.

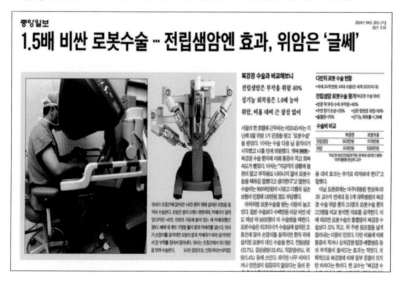

그림 1-3. 보건의료 빅데이터 자료연계를 통한 임상연구 사례(1)

13) Bradley CJ, Penberthy L, Devers KJ, Holden DJ. Health services research and data linkages: issues, methods, and directions for the future. Health Serv Res 2010; 45(5 Pt 2): 1468-1488.

국내에서는 국민건강보험공단, 건강보험심사평가원에서 자료를 공개하였지만, 이 자료들은 연계가 되지 않은 단일기관의 행정자료원으로서 그 활용에 한계가 있었다. 하지만, 한국보건의료연구원에서는 보건의료기술진흥법 개정을 통하여 국가기관 및 공공기관 민감정보 및 고유식별정보를 수집하여 연계할 수 있는 법적근거를 갖게 되었다. 이로 인해 공공자료원인 건강보험자료와 병원진료자료, 중앙암등록자료, 통계청 사망자료 등의 자료연계를 통해 임상연구를 보다 효과적으로 수행할 수 있게 되었다. 예를 들면, 전립샘암 로봇수술의 안전성과 유효성, 경제성에 대해 다양한 자료원을 연계하여 분석함으로써 전립샘암에 대한 로봇수술 치료를 건강보험에서 급여할 근거가 있는지에 대한 과학적 근거를 생산함으로써 국내 다양한 보건의료 자료원들의 연계 활용이 유용함을 보여준 바 있다.

유럽에서는 보건의료기술평가(healthcare technology assessment), 북미에서는 비교효과연구(comparative effective research)가 활성화되었고, 구미 선진국에서는 각 국가의 상황에 맞게 국가기관을 설립하고 비용효과적인 의료서비스를 제공하기 위하여 전 국민 대상의 의료서비스 관련 전산자료를 구축하여 활용하고 있다. 미국은 오바마 행정부가 빅데이터 활용의 하드웨어를, 비영리 학술단체가 소프트웨어를, 그리고 비영리·비정부단체가 이들의 활동을 조율하고 있다. 특히, 기존 구축 자료 간의 네트워크를 개발하고 행정기관과 의료기관의 개별 환자를 연결시킨 데이터베이스를 구축하는 것이 보건의료분야 문제해결을 위한 주요한 인프라로 강조되었다.

의약품안전성 감시 분야는 특히 빅데이터의 활용이 유용할 수 있다[14]. 빅데이터는 의약품의 유해성을 파악하는데 소요되는 시간을 줄여줄 수 있다. 이로써, 유해한 의약품에 우리 국민들이 노출되는 기간을 줄여주고 결과적으로 의약품에 의한 위해로부터 국민들을 보호할 수 있다. 또한, 많은 경우 부족한 유해성 정보에 근거하여 시판금지 조치가 취해지는데, 빅데이터는 유해성 여부에 대한 객관적인 근거를 만들어 벤덱틴, 프로폭시펜의 예에서 볼 수 있듯

---

14) 박병주. 보건의료를 위한 빅데이터의 활용. Journal of the Korean Medical Association. 2014 May 1; 57(5): 383-385.

국민 일반건강검진의 사망률 및 의료비 지출 영향분석

국민일보 정기적 건강검진 사망위험 최대 35% 낮춰('14.6.24.)

국민일보

2014년 06월 24일 (화)
10면 4판

정기적 건강검진, 사망위험 최대 35% 낮춰

의료비 지출도 줄어들어

1~3년마다 건강검진을 받으면 뇌·뇌졸중·심뇌혈관질환·허혈성심장질환 등 중증질환 사망위험이 최대 35%까지 줄어드는 것으로 조사됐다. 건강검진 횟수가 많을수록 의료비 지출도 감소했다.

한국보건의료연구원과 연세대 보건대학원 지선하 교수는 23일 '국가 일반건강검진의 사망률과 의료비 지출에 대한 영향 분석' 보고서에서 이같이 밝혔다. 연구팀은 1992~2000년 국가일반건강검진을 받은 사람 중 첫 검진 연령이 20~30세인 집단을 대상으로 조사했다. 이 기간(9년)에

건강검진을 1~2회, 3~4회, 5~7회 받은 이들의 중증질환 사망위험도를 3년 동안 추적 관찰했다.

1~2회 받은 이들의 사망위험도를 100으로 할 때 5~7회 받은 이들은 남성의 경우 65, 여성의 경우 71이었다. 남성의 경우 정기적 건강검진으로 사망위험을 35%까지 줄일 수 있다는

뜻이다. 특히 심혈관계, 뇌졸중 사망위험도는 1~2회가 100일 때 5~7회는 여성(69)이나 남성(54)으로 크게 줄어들었다.

입원진료비, 외래진료비, 약제비를 합한 의료비 지출도 검진 횟수가 늘어날수록 전반적으로 감소하는 양상을 보였다. 이들은 건강검진 횟수가 증가할수록 조사 대상 모든 질환에서 의료비 지출이 줄었고 남성은 여성보다 더 많은 질환의 치료비가 줄었다.

민태원 기자 twme@kmib.co.kr

회전근개 파열에 대한 수술치료와 보존치료의 효과 비교

KBS '어깨병' 수술 급증···효과는 재활치료와 비슷('16.5.9.)

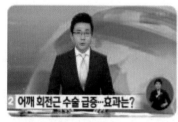
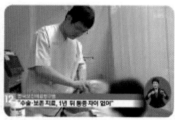

어깨 회전근 수술 급증···효과는?

"수술·보존 치료, 1년 뒤 통증 차이 없어"

벤조다이아제핀 사용현황 및 관리방안 제시

한국일보 성인 4명 중 1명은 年 하루치 이상 신경안정제 처방('13.4.29.)

한국일보

2013년 04월 29일 (월)
12면 사회

성인 4명 중 1명은 年 하루치 이상 신경안정제 처방

비정신과서 처방이 82%··· 오남용 가능성

우리나라 성인 4명 중 한명은 불안증 및 불면증치료제로 알려진 벤조다이아제핀(BZD)계 신경안정제를 처방받은 것으로 나타났다. 이중 80%는 소화기질환 등에 대해 비정신과에서 처방된 것이어서 오남용 가능성이 지적됐다.

28일 한국보건의료연구원의 '벤조다이아제핀계 약물의 처방 양상 및 안전성 보고서에 따르면 2007년부터 2011년까지 18세 이상 성인

2,236만명이 1회 이상 벤조다이아제핀계 약물을 처방받았다. 건강보험심사평가원 자료에서 표본을 추출한 후 재분석한 결과 18세 이상 인구 ▲100명당 23.7명은 연간 1일 이상 ▲100명당 8명은 1년에 한달 치 이상 ▲100명당 4.7명은 1년에 90일 이상 '자낙스'(성분명 알프라졸람) 등 벤조다이아제핀계 신경안정제를 처방받았다. 행정신성 의약품인 벤조다이아제핀계 약물은 수면

·진정 작용이 있어 항불안제, 수면제, 마취유도제 등으로 쓰이며 에티졸람, 알프라졸람, 로라제팜, 다이아제팜 등이 이에 속한다.

벤조다이아제핀이 들어간 처방의 82.2%는 내과 등 비정신과에서 나왔다. 외래 처방의 29.8%가 위·십이지장 질환 등 소화기질환 치료 목적이었고 불안장애(12.4%)나 수면장애(10.8%) 처방 비중은 훨씬 낮았다.

벤조다이아제핀은 장기간 과다 복용하면 치량감고, 졸림, 자살, 인지

기능 장애 등의 위험을 높이는 것으로 알려져 있다.

연구진은 "벤조다이아제핀을 장기간 복용하면 남용·의존 우려가 있는 만큼 65세 이상이나 약을 처음 복용하는 환자는 특별히 부작용에 주의해야 한다"며 "구체적 사용지침이 없는 만큼 행정신성 의약품 복처방 제한 및 의약품안심서비스(DUR)와 함께 환자 대상 교육프로그램 도입 등을 검토해야 한다"고 지적했다.

정승임 기자

그림 1-4. 보건의료 빅데이터 자료연계를 통한 임상연구 사례(2)

이 안전하고 효과적인 약이 시장에서 퇴출되는 것을 막아줄 수도 있다.

또한 웹 게시물을 비롯한 비정형 빅데이터를 이용할 경우 환자보고 안전성 결과(patient reported safety outcome)까지 안전성 모니터링의 범위를 확장할 수 있어서 의료인이 발생시키는 정형자료의 한계를 극복할 수 있는 가능성까지 갖고 있다.

이에 미국에서는 정부주도로 미니센티넬(mini-sentinel) 사업을 거쳐 하버드대학을 협연센터로 하는 분산 데이터 분석 체계를 구축하였고, 민간 중심으로는 Observational Healthcare Data Sciences and Informatics를 구축하여 운영하고 있다.

유럽에서는 유럽의약품청 주도로 ENCePP(European Network of Centres for Pharmacoepidemiology and Pharmacovigilance)를 운영하고 있으며, 제약업계 협력체인 PROTECT(Pharmacoepidemiological Research on Outcomes of Therapeutics by a European Consortium)가 유럽의약품청과 협력 하에 전자의무기록을 이용한 유해성 조기파악 방법론을 개발하고 있다.[15]

국내에서도 건강보험심사평가원의 정형화된 빅데이터 자료를 이용한 약물역학연구가 활발하며, 비정형 데이터 분석 프로젝트인 '의약품안전성 조기경보서비스'가 한국의약품안전관리원, 미래창조과학부, 그리고 한국정보화진흥원의 시범사업으로 2013년 진행되어 실용화의 가능성을 확인하였다. 하지만, 자료연계에 기반한 빅데이터 활용을 통한 공공이익의 실현도 국민들의 사생활의 비밀과 자유가 보호되는 범위 내에서 이루어져야 한다.

우리나라에서는 최근까지 대규모의 개인정보 유출사고가 있어 왔고, 이러한 배경 하에서 2011년 개인정보보호법이 제정되어 공중보건과 같은 공익적 목적을 위한 개인정보의 사용에 대한 논의가 법 제정 과정에서 충분하지 못했다. 그 결과 현재의 개인정보보호법은 다른 법률에 특별한 규정이 없는 경우 자료연계를 통한 학술연구를 허용하지 않는 것으로 해석되기 때문에, 지금까지 국

---

15) Choi NK, Lee J, Park BJ. Recent international initiatives of drug safety management. Journal of the Korean Medical Association/Taehan Uisa Hyophoe Chi. 2012 Sep 1; 55(9).

가에서 정책적으로 추진하고 있는 빅데이터의 적극적 활용이 개인정보보호법에 상충하는 상황이 발생할 수 있으며, 이에 대한 근본적 논의와 국민적 합의에 기반한 제도적 보완 없이는 갈등과 혼란이 발생할 소지가 크다.

유럽에서는 최근 정보보호 기본 규칙안을 통하여 공중보건전문가들의 의견을 반영하여, 일반적인 학술연구와 구분하여 공중보건을 위한 개인정보를 사용하는 것을 허락하고 있다.[16] 우리나라에서도 행정목적을 위하여 개인정보의 연계를 허용하는 사회복지통합전산망과 관련된 법령이 있다. 이러한 사례에서 밝혀졌듯이, 공익과 사익의 조화가 공공보건 분야에서도 명백히 가능하므로 개인정보보호 속에 공공보건을 위한 개인정보 처리를 가능하게 하는 우리나라의 현실을 고려한 제도적 장치가 마련되어야 할 것이다.[17]

---

16) Carinci F, Di Iorio CT, Ricciardi W, Klazinga N, Verschuuren M. Revision of the European Data Protection Directive: opportunity or threat for public health monitoring? Eur J Public Health 2011; 21: 684-685.

17) Larson EB. Building trust in the power of "big data" research to serve the public good. JAMA 2013; 309: 2443-2444.

임상연구 주제의 최근 동향

임상연구 주제의 최근 동향

건강증진을 위한 사회의학적 임상연구 동향을 분석하기 위하여 '한국의학
논문데이터베이스(Korean Medical database, KMbase)'를 기반으로 토픽분석
(topic analysis)를 실시하였다.

최근 텍스트 기반의 분석 기법을 통해 기술이나 사회경제적 이슈를 발굴하
는 연구들이 많이 이루어지고 있으며, 토픽분석은 구조화되지 않은 방대한 문
헌에서 주제를 찾아내기 위한 방법론으로, 맥락과 관련된 단서들을 이용하여
유사한 의미를 가진 단어들을 클러스터링하는 방식으로 주제를 추론하는 분
석방법이다.

본 장에서는 한국에서 발간되는 생의학 분야(의학, 치의학, 약학, 간호학, 한의
학) 학술지의 서지, 초록 및 원문 데이터베이스로서 한국의학논문데이터베이
스에 수록된 데이터를 기반으로 임상연구의 주제들을 살펴보았다.

또한, 토픽분석을 통해 도출된 키워드로 트렌드를 도출하고, 이를 기반으로 전문가 심층 인터뷰를 진행하여 건강증진을 위한 사회의학적 임상연구의 주요 이슈를 발굴하고 주요 이슈별 연구수요들을 도출하여 최근 동향들을 확인해 보았다.

1. 문헌상의 임상연구 동향

한국의학논문데이터베이스(Korean Medical database, KMbase)는 한국에서 발간되는 생의학 분야(의학, 치의학, 약학, 간호학, 한의학) 저널의 서지, 초록 및 원문 데이터베이스로서 건강증진을 위한 사회의학적 임상연구 동향을 분석하기 위하여 '한국의학 논문데이터베이스'를 기반으로 토픽분석(topic analysis)을 실시하였다.

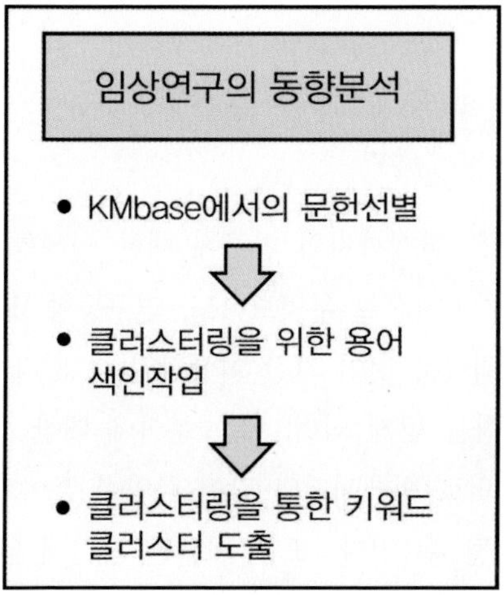

그림 2-1. 임상연구의 동향 분석 절차

한국의학논문데이터베이스(KMbase)에 색인되고 있는 저널은 2016년 11월, 총 794종(중복저널 포함)이었으며, 수록된 데이터 건수는 총 55만 여건이었다.

이 중 임상의학 334종, 기초의학 51종, 간호학 58종, 치의학 57종, 보건학 74종, 한의학 47종, 수의학 15종, 약학 28종, 기타의학 130종으로 구성되어 있었다. 그러나, 문헌상의 임상연구 동향을 파악하기 위하여 여기에서는 임상의학 334종을 토픽분석의 대상으로 선정하였다.

빅데이터 분석 중 텍스트 기반의 분석은 기술이나 사회경제적 이슈를 발굴하고자 하는 연구들이 주를 이루며, 토픽분석은 구조화되지 않은 방대한 문헌에서 주제를 찾아내기 위한 방법론으로서 맥락과 관련된 단서들을 이용하여 유사한 의미를 가진 단어들을 클러스터링하는 방식으로 주제를 추론한다. 토픽분석을 통해 도출된 키워드를 통해 트렌드를 도출하고, 이를 기반으로 전문가 심층 인터뷰를 통하여 건강증진을 위한 사회의학적 임상연구의 주요 이슈를 발굴하고 주요 이슈별 연구수요를 도출하였다.

이진석(2015)의 연구에서 제시한 우선순위 결정을 위한 다음의 기준을 고려하였다.

- 효과성(effectiveness)
- 형평성(equity)
- 반응성(responsiveness)
- 지속가능성(sustainability)

임상연구 동향파악은 현재까지의 연구에 대한 이해를 바탕으로 하여 향후 연구방향 수립 등에 기여하므로 무엇보다도, 연구동향 및 유망 연구주제 파악은 전문가에 의해 이뤄지는 것이 가장 이상적일 수 있다. 그러나 이는 한정된 시간과 비용 등의 영향을 받게 되며, 이종 분야에 대한 주제 파악에도 한계가 있을 수 있다. 특히, 의료 빅데이터와 같이 다양한 분야가 혼재하는 경우에는 그런 한계는 더 부각될 수 있다. 또한 제한된 기간에 임상연구 영역 전반에 동향을 파악하는 것은 매우 어려운 일이다.

따라서 이에 대한 차안으로 학술논문을 분석하여 연구동향 및 유망 연구주제를 파악하고자 하였으며, 학술논문에서의 연구동향 분석은 양적 분석과 주제별 내용 분석이 주를 이루었다.

그러나 연구주제를 파악하는 과정에서 연구자마다 다른 기준을 근거하여 논문을 분류하는 경향을 보일 수 있다. 이는 연구자의 주관적 가치와 개인적인 의견이 반영될 위험성이 많으면 많은 분량의 데이터를 소화하기 어렵다는 단점이 있다(박자현 & 송민, 2013).

임상연구의 동향 분석을 위한 토픽분석 절차

데이터 수집

한국의학논문데이터베이스(KMbase)는 Korean Medical database의 약자이며, 한국에서 발간되는 생의학 분야(의학, 치의학, 약학, 간호학, 한의학) 저널의 서지, 초록 및 원문 데이터베이스로서 비영리적 목적으로 운영되고 있으며, 한국연구재단의 전문연구정보 활용사업으로 1997년에 설립된 비영리 단체인 의과학연구정보센터(MedRIC)에서 운영하고 있다.

한국의학논문데이터베이스(KMbase)는 연구자들이 국내에서 출판되는 생의학 분야 저널에 수록된 논문을 보다 쉽게 찾아볼 수 있고, 그 결과로 국내의 연구 결과물이 연구자들에게 많이 인용될 수 있도록 하여 생의학 분야의 학문 발전과 국민의 건강증진에 기여하는 것을 목표로 하고 있다.

국내 임상연구의 동향 분석을 위해서 한국의학논문데이터베이스(KMbase)에서 논문의 초록과 키워드를 수집하여 토픽분석을 수행하였는데, 2011년부터 2014년까지 4년간 임상의학 관련 35,667편의 초록과 키워드를 추출하여 분석하였고, 사용된 논문의 연도별 분포를 보면 2011년에 26.8%로 가장 많았다(표 2-1).

표 2-1. 토픽분석에 사용된 논문의 연도별 비율

연도	논문 수	비율(%)
2014	8,589	24.1%
2013	8,734	24.5%
2012	8,797	24.7%
2011	9,547	26.8%
합계	35,667	100.0%

토픽분석에 사용된 논문들은 다양한 의학 분야들을 포함하며 각 분야별 분포는 다음과 같으며, 내과학 연구 분야의 논문이 7,481건(21.0%)으로 가장 높은 비율을 차지하였다.

표 2-2. 토픽분석에 사용된 논문의 분야별 비율

연구 분야	논문 수	비율(%)
내과학	7,481	21.0%
정형외과학	2,047	5.7%
일반외과학	2,042	5.7%
정신과학	2,039	5.7%
안과학	1,903	5.3%
이비인후과학	1,559	4.4%
영상의학	1,535	4.3%
마취과학	1,477	4.1%
소아과학	1,469	4.1%
피부과학	1,459	4.1%
신경과학	1,377	3.9%
신경외과학	1,351	3.8%
구분없음	1,347	3.8%
산부인과학	1,232	3.5%
비뇨기과학	1,151	3.2%
가정의학	1,097	3.1%
재활의학	983	2.8%
성형외과학	914	2.6%
물리치료학	651	1.8%
응급의학	578	1.6%
진단검사의학	573	1.6%
흉부외과학	391	1.1%
방사선종양학	323	0.9%
작업치료학	304	0.9%
산업의학	296	0.8%
핵의학	88	0.2%
합계	35,667	100.0%

토픽분석에 사용된 논문들이 게재된 상위 30개 학술지를 살펴보면, 대한안과학회지, 대한내과학회지, 대한피부과학회지 순이었다(표 2-3).

표 2-3. **토픽분석에 사용된 학술지 분포(상위 30)**

연번	학술지명	분야	논문수	비율(%)
1	대한안과학회지	안과학	1,118	3.1%
2	대한내과학회지	내과학	1,037	2.9%
3	대한피부과학회지	피부과학	913	2.6%
4	Journal of Korean Neurosurgical Society	신경외과학	750	2.1%
5	대한마취과학회지	마취과학	726	2.0%
6	대한이비인후과학회지-두경부외과학	이비인후과학	597	1.7%
7	대한영상의학회지	영상의학	591	1.7%
8	대한소화기학회지	내과학	555	1.6%
9	대한심장학회	내과학	550	1.5%
10	Annals of Dermatology	피부과학	546	1.5%
11	대한의사협회지	-	528	1.5%
12	대한외과학회지	일반외과학	514	1.4%
13	대한재활의학회지	재활의학	504	1.4%
14	Korean Journal of Radiology	영상의학	490	1.4%
15	대한산부인과학회지	산부인과학	484	1.4%
16	대한응급의학회지	응급의학	478	1.3%
17	Archives of Plastic Surgery	성형외과학	444	1.2%
18	대한결핵및호흡기학회	내과학	414	1.2%
19	Korean Journal of Internal Medicine	내과학	406	1.1%
20	대한흉부외과학회지	흉부외과학	391	1.1%
21	대한신경과학회지	신경과학	364	1.0%
22	Korean Journal of Pediatrics	소아과학	357	1.0%
23	대한소화기내시경학회지	내과학	337	0.9%
24	대한진단검사의학회지	진단검사의학	300	0.8%
25	대한정형외과학회지	정형외과학	298	0.8%

연번	학술지명	분야	논문수	비율(%)
26	Diabetes & Metabolism Journal	내과학	280	0.8%
27	Anesthesia and Pain Medicine	마취과학	279	0.8%
28	Journal of Breast Cancer	일반외과학	268	0.8%
29	Psychiatry Investigation	정신과학	265	0.7%
30	감염과화학요법	내과학	265	0.7%

한국의학논문데이터베이스(KMbase)의 데이터베이스 서버에서 해당 문헌들의 정보들을 구조화된 질의어(structured query language)를 이용하여 추출하였는데, 추출 시 포함한 항목은 다음과 같다.

- 논문명(영어)
- 논문명(한국어)
- 학술지명
- 출판연도
- 초록
- 키워드(영문)
- 발행기관
- 관련 의학 분야 정보
- SCI 여부 등

토픽분석을 위해 우선 문헌들의 영어초록을 이용하였다. 이는 문헌의 키워드나 제목을 이용하는 것보다 더 나은 결과를 가져오기 때문이다. 토픽분석을 진행하기 위해서는 논문 초록 텍스트의 전처리 과정이 필요한데 컴퓨터가 쉽게 이해할 수 있는 프로그래밍 언어와는 다르게, 사람이 사용하는 자연언어는 많은 의미적·문법적 모호함을 내포하고 있기 때문이다.

텍스트 전처리는 일반적인 텍스트 데이터를 컴퓨터가 처리하기 쉽도록 변환하는 작업이다. 전처리를 거친 텍스트 데이터는 컴퓨터가 처리할 수 있는 다양한 방식으로 표현되는데 일반적으로 문서의 단어들을 벡터 형태로 변환하여 사용한다.

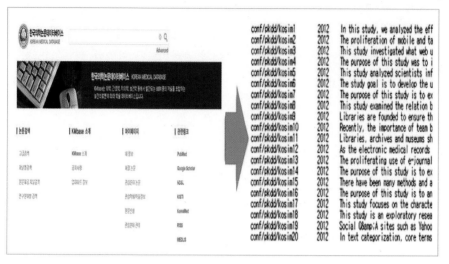

그림 2-2. 토픽모델링을 위한 문헌 리스트 변환 화면

텍스트 전처리는 다음과 같은 순서로 수행하였다.
① 대상 필드 통합 및 문장 분리(chunking)
② 형태소 분석(stemming)
③ 키워드 클리닝(cleaning)
④ 키워드 가중치 부여(weighting)
⑤ 문서-단어 행렬(document-term matrix) 생성

이 행렬의 값은 단어의 출현빈도이고 중요한 단어를 발견하기 위하여 TF-IDF(Term Frequency – Inverse Document Frequency)를 가중치로 사용하였다. TF-IDF는 텍스트 마이닝에서 주로 이용하는 가중치로, 여러 문헌들로 이루어진 문헌군이 있을 때 어떤 단어가 특정 문서 내에서 얼마나 중요한 것인지를 나타내는 통계적 수치이다.
TF-IDF값을 통해서는 특정 문헌에 출현하는 단어에 더 높은 가중치를 주

고, 모든 문헌에 나오는 단어에는 낮은 가중치를 주어 각 문헌을 잘 나타내는 단어를 찾을 수 있었다. 구체적으로는 특정 문헌에서 특정 단어의 출현빈도가 높을수록 중요한 단어로 볼 수 있었다. 하지만 전체 문헌들에서 빈번하게 나타나는 단어라면, 특정 문헌을 구별하는데 잘 활용되지 않을 수 있다. 따라서 문헌빈도의 역수인 역문헌 빈도와 단어의 출현빈도를 반영한 TF-IDF 가중치를 사용하게 된다.

$$idf_i = \log \frac{N}{N_J}$$

N : 전체문헌 수

N_J : 용어 N이 출현한 문헌 수

Topic Weight	+	Term	Role	# Docs	Freq
0.79	+	aneurysm	Noun	381	835
0.214		endovascular	Noun	190	247
0.197	+	artery	Noun	1085	1789
0.19		embolization	Noun	206	267
0.171	+	coil	Noun	91	141
0.128	+	intracranial aneurysm	Noun Group	47	64
0.115	+	hemorrhage	Noun	396	513
0.101	+	rupture	Noun	232	353

그림 2-3. 문서-단어의 가중치 테이블

이 책에서는 전처리된 텍스트 데이터에 Latent Dirichlet Allocation(LDA) 기법 대신으로 특이값 분해(Singular Value Decomposition, SVD) 기법을 활용하였다. 특이값 분해는 행렬을 특정한 구조로 분해하는 방식으로, 신호 처리와 통계학 등의 분야에서 자주 사용된다. 특이값 분해는 행렬의 스펙트럼 이론을 임의의 직사각행렬에 대해 일반화한 것으로 볼 수 있으며, 스펙트럼 이론을 이용하면 직교 정사각행렬을 고윳값을 기저로 하여 대각행렬로 분해할 수 있다.

Latent Dirichlet Allocation(LDA) 기법이나 특이값 분해(Singular Value Decomposition, SVD) 기법은 고차원의 텍스트 메트릭스에서 일종의 주성분 분석(Principal Component Analysis, PCA)을 실행하여 고차원의 데이터를 저차원의 데이터로 환원시키는 방법이라 할 수 있다. 토픽분석에 특이값 분해(Singular Value Decomposition, SVD) 기법을 활용하면 성능은 Latent Dirichlet Allocation(LDA) 기법과 비슷하나 연산 시간이 절약되어서 더 빠르게 토픽분석을 수행할 수 있다는 장점이 있다.

[BOX 1] 특이값 분해(Singular Value Decomposition, SVD) 기법
특이값 분해는 행렬을 특정한 구조로 분해하는 방식으로, 신호 처리와 통계학 등의 분야에서 널리 사용되며 다음과 같이 정의할 수 있다.

실수공간에서 임의의 m×n 행렬에 대한 특이값 분해(SVD)은

$$A = U\Sigma V^T$$
$$U = m \times m \text{ 직교행렬 } (AA^T = U(\Sigma\Sigma^T)U^T$$
$$V = n \times n \text{ 직교행렬 } (A^TA = V(\Sigma^T\Sigma)V^T$$
$$\Sigma = m \times n$$

U는 AAT를 고유값분해(eigen decomposition)해서 얻어진 직교행렬(orthogonal matrix)로 U의 열벡터들을 A의 left singular vector라 정의하였다.
또한 V는 ATA를 고유값을 분해해서 얻어진 직교행렬로서 V의 열벡터들을 A의 right singular vector라 부르며, Σ는 AAT, ATA를 고유값을 분해해서 나오는 고윳값(eigenvalue)들의 square root를 대각원소로 하는 m×n 직사각 대각행렬로 그 대각원소들을 A의 특이값(singular value)이라 명명하였다.

특이값 분해(Singular Value Decomposition, SVD) 기법을 활용하여 토픽분석을 수행하였으며 이를 통해 단어 빈도수를 기반으로 상위 34개의 키워드 클러스터를 선정하였다.

Topic	Category	Term Cutoff	Document Cutoff	Number of Terms	# Docs
+chemotherapy,+efficacy,+survival,+stage,+response	Multiple	0.009	0.041	824	1788
+carcinoma,+cell,+metastasis,+gland,+prognosis	Multiple	0.009	0.048	522	1741
+tissue,+soft tissue,+condition,+foot,+extremity	Multiple	0.01	0.04	555	1727
health,+care,korea,+problem,+unit	Multiple	0.009	0.042	570	1703
+mass,cm,+year-old woman,+female,tomography	Multiple	0.009	0.045	597	1681
+serum,+level,+vitamin,+hormone,+deficiency	Multiple	0.009	0.04	540	1680
+therapy,+radiation,radiation therapy,+combination,+replacement	Multiple	0.009	0.04	558	1644
+loss,hearing,+subject,+ear,tinnitus	Multiple	0.009	0.037	619	1625

그림 2-4. 프로그램에서 도출된 토픽 클러스터

2. 임상연구 주제의 동향

다량의 논문을 빠르고 좀 더 객관적으로 분석하기 위해 텍스트마이닝이 활용되고 있고, 특히 토픽모델링(topic modeling)을 통한 연구동향 파악이 많이 시도되어 왔다.

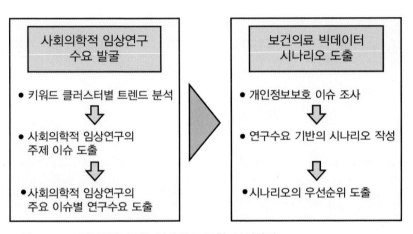

그림 2-5. 토픽분석을 통한 임상연구 동향 분석방법

토픽모델링은 문헌들로부터 연구의 트렌드를 찾아내기 위해 사용되는데 이는 문헌이 주제들의 집합이고, 문헌은 단어들로 구성된다고 가정하여, 문헌별 주제나 단어의 출현확률을 바탕으로 연구의 트렌드를 파악할 수 있다.

Blei(2012)는 Science 저널의 17,000여편의 논문과 Yale Law 저널을 대상으로 토픽모델을 도출한 사례를 소개하면서 토픽모델이 정치학, 심리학뿐만 아니라 계량 서지 분석에도 활용될 수 있음을 보여주었다.

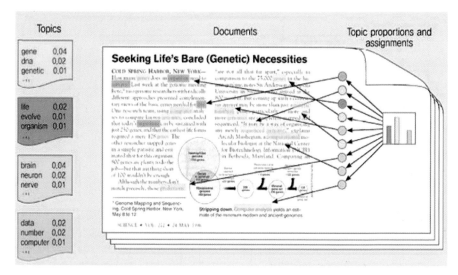

그림 2-6. 토픽모델링의 기본 개념도

출처: Blei(2012)

　　Jeong and Song(2012)은 Computer Science와 Medical Science 분야에서 논문, 특허, 웹 뉴스 등 다양한 소스로부터의 동향을 토픽모델링을 이용하여 분석하였으며, Guo 등(2014)은 과학 문헌에 대한 인용네트워크로부터 지식을 추출하기 위한 기존 토픽모델링을 개선한 Bernoulli Process 토픽모델링을 제안하였다.

　　토픽모델링에는 LSI(Latent Semantic Indexing), PLSI(Probabilistic Latent Sematic Indexing), LDA(Latent Dirichlet Allocation) SVD(Singular Value Decomposition) 등의 기법이 사용되고 있다.

　　기본적으로 LDA와 SVD와 같은 기법의 역할은 단어 벡터(term vector)로 구성된 행렬(matrix)의 주성분(principal component)을 찾아주는 역할을 한다. 이는 고차원의 데이터 상에서 차원 축소를 통해 주요한 정보를 찾는 역할을 하지만 LDA는 분석에 많은 시간이 든다는 단점이 있다. 따라서 LDA와 성능은 비슷하나 분석 시간이 빠른 SVD를 사용하여 제시하였다.

또한, 토픽분석 결과를 기반으로 임상연구의 동향을 분석하기 위하여 다음의 방법으로 데이터를 수집하였다.

주요 이슈의 파악을 위해서 단어 빈도수를 기반으로 도출된 상위 34개의 클러스터에 사용된 문헌들의 제목(title)과 초록(abstract)을 살펴보고 문헌제목과 초록을 통해 각 키워드 클러스터와 관련된 내용을 도출하였으며, 이를 기반으로 각 클러스터의 이름을 명명(annotation)하였다. 키워드와 관련 내용 분석을 통하여 최초 총 34개의 키워드 클러스터가 도출되었으나, 문헌제목의 고찰 결과 관련 내용이 중복되는 4개의 클러스터를 통합하고 최종 30개의 트렌드를 도출하였다. 키워드 클러스터별 도출된 30개의 트렌드는 다음과 같다.

1) 당뇨병 악화 예방, 당뇨 발생 위험 요인
2) 암 환자의 삶의 질 개선 표적 치료제 개발
3) 투석방법에 따른 효과와 합병증, 혈액투석과 복막투석 현황
4) 최소침습 수술방법, 인공관절의 안전성
5) 난치성질환 줄기세포 치료 개발, 줄기세포 치료제 규제
6) 간 이식 관리표준, 간경화 진단의 바이오 마커
7) 소아간질 환아의 사회 적응, 병변의 예후 인자
8) 갑상선유두상암 재발, 전이 예측
9) 개인 맞춤형 치료제 개발, 유전정보 이용 고위험군의 관리
10) 재료에 따른 인공고관절 치환술의 효과와 안전성
11) 국소신경차단술을 이용한 통증 관리
12) 심근경색 시 관상동맥우회술과 스텐트, 심부전의 진단
13) 양성전립선 비대증 환자의 삶의 질, 최소침습 수술법
14) 폐암 절제술과 예후 예측 인자, 폐암분자 표적 치료
15) 갑상선결절의 치료, 진단의 정확성을 위한 가이드라인 개발
16) 대체한방요법, 항체약물의 효과와 안전성
17) 고혈압 자기 관리를 위한 가이드라인, 소아고혈압의 증가

18) 신장이식 합병증과 예방, 공여자 기준

19) 정맥혈전 용해술과 수술요법, 재소통률

20) 간염 예방접종 효과, 보균자의 간염악화 예측

21) 초음파유도 스텐트 시술, 생분해성 스텐트 및 약물방출 스텐트 효과

22) 약물부작용 모니터링, 의약품 안전 관리

23) 슬관절 전 치환술 후 위험인자, 무릎관절의 주사와 흡인요법

24) 보청기와 인공와우이식술, 난청판정 기준 개발

25) 공황장애 환자 증가, 정신건강 질환자의 삶의 질 측정도구

26) 뇌졸중 환자의 기능 예후 예측 인자, 뇌졸중 조기발견 검사

27) 화상부위, 피부이식, 화상 치료 민간요법

28) 세포 치료제의 치료 반응, 성장 호르몬의 효과와 합병증

29) 당뇨 환자의 생활습관, 소아 비알콜성 지방간 유병률

30) 고주파 열 치료의 효과와 안전성, 간암 예후 인자

트렌드 도출의 결과, 전문질환 분야로 클러스터가 나누어져 있음을 알 수 있었다. 또한, 5개 트렌드도 유전정보 기반의 맞춤의료, 줄기세포, 의료의 질 또는 안전 평가, 대체한방요법과 같은 기술적인 트렌드였다.

5) 난치성질환 줄기세포 치료 개발, 줄기세포 치료제 규제, 9) 개인 맞춤형 치료제 개발, 유전정보 이용 고위험군의 관리, 16) 대체한방요법, 항체약물의 효과와 안전성, 22) 약물부작용 모니터링, 의약품 안전 관리, 28) 세포 치료제의 치료 반응, 성장 호르몬의 효과와 합병증을 제외하고 전문질환 분야로 클러스터가 나누어져 있음을 발견할 수 있었다.

토픽분석 결과는 30개의 키워드 클러스터를 전문질환 분야별 트렌드와 기술적인 트렌드로 제시하였으며, 키워드 연관성 분석내용에 추가 제시하였다. 키워드 클러스터별로 1개의 주요 단어와 다른 단어 간의 상관관계를 개념연결 도표로 나타내었다.

도표상의 단어 간의 상관관계는 단어 간의 빈도수를 기반으로 하며 도출하며, 다음의 가정을 바탕으로 연관성 강도를 계산하였다.

n = 특정 단어, B를 포함하는 논문 초록의 개수
k = 두 개의 특정 단어 A와 B를 동시에 포함하는 논문 초록의 개수
$p = k/n$는 A단어와 B단어가 독립적으로 발생한다고 가정하고 B단어가 출현했을 때 A단어가 출현할 조건부 확률 r개의 논문 초록에서 A단어와 B단어 사이에 단어 연관성의 강도는 다음과 같이 정의하였다.

$$\text{강도 } Strength = \ln(1/\mathrm{Prob}_k),$$

$$\text{여기서 } \mathrm{Prob}_k = \sum_{r=k}^{n} \binom{n}{r} p^r (1-p)^{(n-r)}$$

도표에서 두 단어 간의 연관성의 강도는 두 단어 사이의 선의 두께로 나타내었고 따라서, 두꺼운 선은 두 단어 간의 강한 연관성을 보여주었다.

키워드 클러스터별로 도출된 30개의 트렌드 중에서 당뇨병(diabetes)과 관계된 사례를 대표적으로 제시해 보면, 당뇨병(diabetes)을 중심단어로 선정하고 다른 단어 간의 상관관계를 계산하였다. 그 결과 연관성이 높은 일차 연관단어들에는 신경병증(neuropathy), 인슐린(insulin), 혈당(glucose), 유형(type), 위험성(risk), 망막병증(retinopathy), 연관성(association), 유병(prevalence), 조절(control)이 있었다.

- 인슐린(insulin)을 통한 이차 연관단어로는 저항성(resistance), 증후군(syndrome), 민감성(sensitivity) 등의 단어가 출현하였다.
- 신경병증(neuropathy)의 이차 연관단어로는 포착(entrapment), 말포신경병증(peripheral neuropathy), 발(foot), 시신경병증(optic neuropathy), 전엽허혈성 시신경병증(anterior ischmeic optic neuropahty), 신경(nerve) 등의 단어가 출현하였다.
- 망막병증(retinopathy)의 이차 연관단어로는 당뇨병성 망막병증(diabetic

retinopathy), 미성숙(prematurity) 등의 단어가 출현하였다.
- 혈당(glucose)의 이차 연관단어로는 혈액(blood), 수치(level) 등의 단어가 출현하였다.
- 연관성(association)의 이차 연관단어로는 저항성(resistance), 심혈관질환(cardiovascular disease), 다형성(polymorphism), 단일 핵산염기 다형성(single nucleotide polymorphism) 등의 단어가 출현하였다.
- 위험성(risk)의 이차 연관단어로는 합병증(complication), 비만(obesity), 요인(factor) 등의 단어가 출현하였다.

이러한 당뇨병관련 토픽 트렌드를 연관어들간의 관계로 도식화해서 표현하면 다음의 <표 2-4>, <그림 2-7>의 트렌드와 같다.

표 2-4. 키워드 클러스터별 트렌드 분석

트렌드	당뇨병 악화 예방, 당뇨병 발생 위험 요인
키워드	diabetes, mellitus, glucose, type, control
관련 내용	• 당뇨병교육 프로그램 개발 • 소아에서 2형 당뇨의 증가 • 당뇨 자기 관리와 이환 기간 • 2형 당뇨에서 경구혈당강하제의 병용요법 • 신약과 글루카곤 유사체의 효과 • 임신성 당뇨여성에서 당뇨의 발생위험 요인 • 당뇨진단을 위한 검사와 임상적 특징 • 당뇨 환자의 지속적인 증가 • 관리 개선방향 • 흡연과 2형 당뇨병 • 노인인구 증가 • 노인 당뇨병 치료제 및 관리 • HbA1c를 이용한 당뇨병 진단의 유용성 • bariatric surgery 후의 재발 메카니즘 • 당뇨병에서 암과 심혈관질환 예측 인자 • 예방을 위한 고위험군 관리 • 신약의 효과와 안전성 • 2형 당뇨 환자의 삶의 질 관련 요인 • 당뇨병 위험 예측 모델 개발

- 당뇨병 환자의 사회복지
- 연골세포를 이용한 치료법의 효과와 안전성

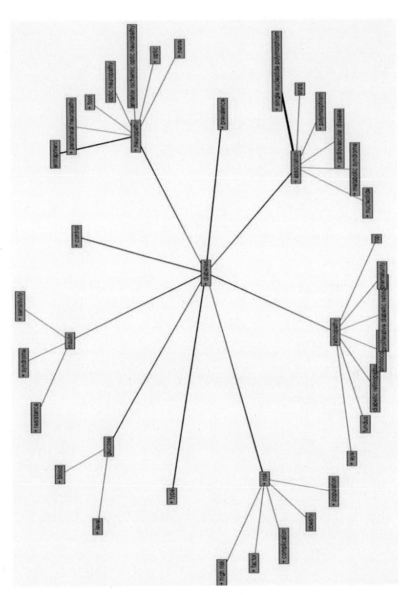

그림 2-7. 키워드 클러스터별 트렌드 분석 결과

이러한 방식으로 도출된 암 환자의 삶의 질 개선 표적 치료제 개발(트렌드)을 비롯한 나머지 이슈들의 내용과 도식화된 결과는 부록에 제시된 바를 참조할 수 있다.

전문가 시각에서의
임상연구 이슈

전문가 시각에서의
임상연구 이슈

미래사회 보건의료계의 다양한 상황들에 효과적으로 대응하기 위하여 임상연구 주제에 있어 시급성과 중요성이 부각되는 주요 이슈를 미리 발굴하고 이에 대비하는 것이 무엇보다 중요하다. 건강증진을 위한 사회의학적 임상연구 수요로부터 문제해결을 위한 시나리오를 구성하고 우선순위를 도출하는 것이 필요하며, 이를 위하여 예방의학, 보건학, 영상의학, 진단검사학, 약학, 빅데이터 전문으로 구성된 전문가 집단을 구성하고 전문가 심층 인터뷰를 통하여 임상연구 이슈들을 살펴보았다.

이 장에서는 건강증진을 위한 사회의학적 임상연구의 니즈를 선별하고 보건의료계의 주요 이슈들을 발굴한다. 이를 위해 전문가 심층 인터뷰의 결과를 토대로 우리 사회에 영향력이 크게 끼칠 가능성이 높을 것으로 예상되는 주요 이슈들과 연구수요들을 도출해 보았다.

1. 전문가 심층 인터뷰를 통한 임상연구수요 도출방법

임상연구 주요 이슈 및 연구수요를 도출하기 위하여 의료계 전문가들(대한민국 의학한림원 정회원)을 대상으로 심층 인터뷰를 진행하였다.

토픽분석을 통해 도출된 키워드 클러스터별 문헌 제목 및 초록의 고찰을 기반으로 해당 클러스터의 관련 내용과 트렌드를 도출하였으며, 제시된 30개의 트렌드는 크게 26개의 전문질환 분야별 트렌드와 4개의 기술적인 트렌드로 나누어 제시하였다.

각 전문질환 분야의 전문가들에게 토픽분석으로부터 도출된 트렌드, 관련 내용, 연관성 분석 결과들을 소개하고 전문가들에게 주요 이슈 10개를 트렌드로부터 선택하게 하고, 선택의 이유와 연구수요에 관한 인터뷰 진행 결과를 통하여 최종 도출하였으며, 주요 이슈를 선별하는 평가 항목들은 우리나라 사회에 영향을 줄 가능성, 우리나라 사회에서의 파급력, 우리나라의 대응 가능성을 고려하게 하였다.

전문가들의 정량적 평가를 통하여 임상연구의 주요 이슈를 선정하고 이슈별 연구수요를 제시하고자 하였다. 조사 기간은 2016년 11월 10일부터 2016년 11월 21일까지였으며, 조사인원은 11명(키워드 클러스터 30개에서 도출한 전문질환 11 분야 각 1인)이었다. 조사방법은 전문가 대상의 개별 심층 인터뷰의 형태로 진행하였다.

임상연구의 주요 이슈와 연구수요 도출을 위한 인터뷰 대상자의 소속기관과 전문질환 분야, 인터뷰 일시는 다음 <표 3-1>과 같다.

표 3-1. 임상연구의 주요 이슈 및 연구수요 도출을 위한 인터뷰 대상 전문가 구성

인터뷰 대상 전문가	소속	전문질환 분야
A	세브란스병원	종양내과
B	보라매병원	이비인후과
C	중앙대병원	내과(내분비)
D	서울성모병원	피부과
E	삼성서울병원	신경외과
F	아산병원	순환기내과
G	아산병원	비뇨기과
H	분당서울대병원	내과(소화기)
I	분당서울대병원	정형외과
J	서울대학교병원	정신과
K	분당서울대병원	내과(내분비)

2. 임상연구의 주요 이슈와 사회의학적 임상연구의 수요 도출 결과

임상 전문가들을 대상으로 임상연구에 대한 주요 이슈들을 선정하였으며, 이를 기반으로 임상연구의 수요를 도출하였다. 전문가들이 가장 많이 선택한 주요 이슈로는 다음의 3가지였다.

1) 당뇨병 악화 예방, 당뇨 발생 위험 요인
2) 고혈압 자기 관리를 위한 가이드라인, 소아고혈압의 증가
3) 당뇨 환자의 생활습관, 소아 비알콜성 지방간 유병률

그외 임상연구의 주요 이슈 발굴로 선정된 이슈로는 개인 맞춤형 치료제 개발, 유전정보 이용 고위험군의 관리, 뇌졸중 환자의 기능 예후 예측 인자, 뇌졸중 조기발견 검사, 투석방법에 따른 효과와 합병증, 혈액투석과 복막투석 현황, 심근경색 시 관상동맥우회술과 스텐트, 심부전의 진단, 공황장애 환자 증가, 정신건강 질환자의 삶의 질 측정도구, 암 환자의 삶의 질 개선 표적 치료제 개발, 재료에 따른 인공고관절 치환술의 효과와 안전성 등이 있었다.

표 3-2. 전문가들의 임상연구 주요 이슈 선택 빈도

연번	트렌드	선택수
1	당뇨병 악화 예방, 당뇨 발생 위험 요인	9
2	암 환자의 삶의 질 개선 표적 치료제 개발	7
3	투석방법에 따른 효과와 합병증, 혈액투석과 복막투석 현황	7
4	최소침습 수술방법, 인공관절의 안전성	1
5	난치성질환 줄기세포 치료 개발, 줄기세포 치료제 규제	4
6	간 이식 관리표준, 간경화진단의 바이오 마커	2
7	소아간질환아의 사회 적응, 병변의 예후 인자	1
8	갑상선유두상암 재발, 전이 예측	4

연번	트렌드	선택수
9	개인 맞춤형 치료제 개발, 유전정보 이용 고위험군의 관리	8
10	재료에 따른 인공고관절 치환술의 효과와 안전성	6
11	국소신경차단술을 이용한 통증 관리	1
12	심근경색 시 관상동맥우회술과 스텐트, 심부전의 진단	7
13	양성 전립선비대증 환자의 삶의 질, 최소 침습수술법	2
14	폐암 절제술과 예후 예측 인자, 폐암분자 표적 치료	3
15	갑상선결절의 치료, 진단의 정확성을 위한 가이드라인 개발	3
16	대체한방요법, 항체약물의 효과와 안전성	1
17	고혈압 자기 관리를 위한 가이드라인, 소아고혈압의 증가	9
18	신장이식 합병증과 예방, 공여자 기준	0
19	정맥혈전 용해술과 수술요법, 재소통률	1
20	간염 예방접종 효과, 보균자의 간염악화 예측	0
21	초음파유도 스텐트 시술, 생분해성 스텐트 및 약물방출 스텐트 효과	2
22	약물부작용 모니터링, 의약품 안전 관리	2
23	슬관절 전 치환술 후 위험 인자, 무릎관절의 주사와 흡인요법	1
24	보청기와 인공와우이식술, 난청판정 기준 개발	0
25	공황장애 환자 증가, 정신건강 질환자의 삶의 질 측정도구	7
26	뇌졸중 환자의 기능 예후 예측 인자, 뇌졸중 조기발견 검사	8
27	화상부위, 피부이식, 화상 치료 민간요법	0
28	세포 치료제의 치료 반응, 성장 호르몬의 효과와 합병증	4
29	당뇨 환자의 생활습관, 소아 비알콜성 지방간 유병률	9
30	고주파 열 치료의 효과와 안전성, 간암 예후 인자	1
총계	110	

심층 인터뷰 결과 전문가들이 선정한 10개의 주요 이슈는 다음과 같이 트렌드명을 단순 명료하게 정리할 수 있었다.

1) 당뇨병 발생 및 악화 예방
2) 암 환자의 삶의 질과 생명연장
3) 투석방법에 따른 효과와 합병증

4) 뇌졸중 예측·진단·치료

5) 심장질환의 진단과 치료

6) 고혈압의 관리

7) 정신질환자의 증가

8) 간염에서 간경화 또는 간암으로 이행

9) 고령화로 인한 노인성 관절질환의 증가

10) 개인유전자 기반의 맞춤의료

전문가들이 선정한 10가지 주제별 주요 이슈들의 내용을 좀 더 구체적으로 제시하면 다음과 같다.

표 3-3. **전문가들이 선정한 임상연구의 주요 이슈 및 세부 내용**

주요 이슈	세부 내용
당뇨병 발생 및 악화 예방과 관련된 주요 이슈	1) 당뇨병 예방 2) 당뇨에서 암과 심혈관질환 예측 인자 3) 당뇨병 진단 및 진료 기준 부재
암 환자의 삶의 질과 생명연장과 관련된 주요 이슈	1) 예방 가능한 암발생 최소화 2) 암 환자의 조기진단 3) 말기 암 환자의 생명연장과 삶의 질 4) 암 치료 비용부담 5) 세포 치료제
투석방법에 따른 효과와 합병증과 관련된 주요 이슈	1) 당뇨성 만성 신부전 2) 투석별 생존율의 차이
뇌졸중 예측·진단·치료와 관련된 주요 이슈	1) 뇌졸중 위험도 예측 모델 2) 뇌졸중 영상진단의 과잉화 3) 급성 뇌졸중 구제 치료 시간 4) 뇌졸중 치료와 삶의 질
심장질환의 진단과 치료와 관련된 주요 이슈	1) 스텐트의 합병증과 재협착 2) 심부전, 죽상동맥경화증 예측 모델 3) 수술과 스텐트 시술의 예후
고혈압의 관리와 관련된 주요 이슈	1) 고혈압 발생 원인 2) 만성질환의 특성상 지속적인 관리

주요 이슈	세부 내용
정신질환자의 증가와 관련된 주요 이슈	1) 우울증 환자와 자살률 증가 2) 정신질환 고위험군 선정 3) 정신질환의 치료와 경제성
간염에서 간경화 또는 간암으로 이행과 관련된 주요 이슈	1) B형 간염의 간경화로의 이행 2) B형 간염 완치 3) 고비용의 간암 치료약재
고령화로 인한 노인성 관절질환의 증가와 관련된 주요 이슈	1) 내고정과 인공관절 수술 2) 골다공증 치료 3) 근감소증의 원인규명
개인유전자 기반의 맞춤의료와 관련된 주요 이슈	1) 갑상선암의 유전적 요인 2) 건선의 유전적 요인 3) 무혈성 괴사질환의 유전적 요인

10개의 주요 이슈와 관련하여 전문질환 분야의 전문가 의견을 반영한 임상연구의 연구수요는 다음과 같다.

1) 예측·예후 인자 발견(고위험군 포함) 및 지표/예측 모델 개발
2) 가이드라인 개발(고위험군 선정 목적 포함) 및 교육
3) 비용/비용효과/삶의 질(특히, 질환특이적 측정도구가 필요) 분석
4) 시술/약물에 따른 부작용
5) 신약 개발
6) 만성질환 관리 프로그램 개발
7) 특정 질환의 발병률과 유전적 요인의 상관관계 규명 등

임상연구수요의 세부 내용을 보면 <표 3-4>와 같이 당뇨병 예방을 위한 예방가이드라인 홍보 및 교육 강화 필요, 당뇨병 환자의 심혈관계질환 발생위험 예측 인자 확인, 당뇨병 및 합병증 발생 예측을 위한 생물학적 표지자와 조기진단방법 개발 등으로 종합할 수 있다.

표 3-4. **임상연구의 주요 이슈 및 연구수요**

연번	트렌드	범위	주요 이슈(전문가자문)	연구수요(전문가자문)
1-1	당뇨병 발생 및 악화 예방	예방	당뇨병 예방	질환 예방을 위한 예방 가이드라인 홍보 및 교육 강화 필요
1-2		예방	당뇨병에서 암과 심혈관질환 예측 인자	당뇨병 환자의 심혈관계질환 발생위험 예측 인자 확인
1-3		진단	당뇨병 진단 및 진료 기준 부재	당뇨병 및 합병증 발생 예측을 위한 생물학적 표지자와 조기진단방법 개발
2-1	암 환자의 삶의 질과 생명연장	예방	예방 가능한 암발생 최소화	암 위험 요인 관리를 통한 암 예방
2-2		진단	암 환자의 조기진단	암 환자의 단계별 비용 분석 필요
2-3		치료	말기 암 환자의 생명연장과 삶의 질	말기 암 환자의 삶의 질 평가도구 개발
2-4		치료	암 치료 비용부담	소득에 따른 암재발률과의 관계
2-5		치료	암에 대한 세포 치료제의 개발	항암 T세포 치료제 생산을 위한 플랫폼 개발
3-1	투석방법에 따른 효과와 합병증	예방	당뇨성 만성 신부전	만성 신부전 위험 인자에 의한 정확한 가이드라인 마련 및 교육 미흡
3-2		치료	투석별 생존율의 차이	투석별 효과 및 합병증 발생에 대한 종합적 평가
4-1	뇌졸중 예측·진단·치료	예방	뇌졸중 위험도 예측 모델	개인별로 적용 가능한 개개인 맞춤 위험도 예측 모델 필요
4-2		진단	뇌졸중 영상진단의 과잉화	뇌졸중 영상진단검사의 비용효과성에 대한 분석 필요
4-3		치료	급성 뇌졸중 구제 치료 시간	안전하고 효과적인 혈관 재개통 치료를 위한 신약 개발
4-4		치료	뇌졸중 치료와 삶의 질	뇌졸중 치료 환자의 예후연구와 삶의 질 측정도구 개발 필요

연번	트렌드	범위	주요 이슈(전문가자문)	연구수요(전문가자문)
5-1	심장질환의 예측과 치료	예방	스텐트의 합병증과 재협착	스텐트 시술여부와 재협착 및 혈전증 발생률에 대한 연구 필요
5-2		예방	심부전, 협심증, 죽상동맥경화증 예측 모델	심부전, 협심증, 죽상동맥경화증을 진행시키는 요인에 대한 연구의 부족
5-4		치료	수술과 스텐트 시술의 예후	수술과 스텐트 시술의 비용효과 분석
6-1	고혈압의 관리	예방	고혈압 발생 원인	고혈압 발생의 고위험군에서 고혈압발생 위험 인자 확인
6-2		관리	만성질환의 특성상 지속적인 관리	고혈압의 자기 관리 프로그램 개발
7-1	정신질환 자의 증가	예방	우울증 환자와 자살률 증가	우울증을 악화시키는 환경적 요인 분석
7-2		예방	정신질환 고위험군 선정	질병 이행에 대한 한국형 가이드라인 필요
7-3		치료/ 관리	정신질환의 치료와 경제성	정신질환에 대한 신약 개발, 장기지속형 주사 치료와 약물 치료의 경제성 평가
8-1	간염에서 간경화 또는 간암으로 이행	예방	B형 간염의 간경화로의 이행	B형 간염 환자의 악화 예측 인자 발굴
8-2		치료	B형 간염 완치	B형 간염 완치를 위한 치료약재 개발이 필요
8-3		치료	고비용의 간암 치료약재	간암 치료약재의 비용효과 분석이 필요
9-1	고령화로 인한 노인성 관절질환 의 증가	치료	내고정과 인공관절 수술	노인고관절 골절 치료에서 내고정과 인공관절에 대한 효과 분석과 가이드라인 개발 필요
9-3		치료	골다공증 치료	골다공증의 치료약재의 효과와 위험에 대한 연구가 필요
9-4		진단/ 예방	근감소증의 이행	근감소증 환자의 골다공증과 당뇨의 위험도 관계규명 필요, 근감소증으로 인한 낙상의 위험도 증가에 대한 연구가 필요

연번	트렌드	범위	주요 이슈(전문가자문)	연구수요(전문가자문)
10-1	개인 유전자 기반의 맞춤의료	예방	갑상선암의 유전적 요인	갑상선암의 발병률과 유전적 요인의 상관관계 규명 필요
10-2		예방	건선의 유전적 요인	건선의 발병률과 유전적 요인의 상관관계 규명 필요
10-3		예방	무혈성 괴사질환의 유전적 요인	무혈성 괴사질환의 발병률과 유전적 요인의 상관관계 규명 필요

<그림 3-1>과 같이, 임상연구수요의 범위를 예방, 진단, 치료, 관리로 나누었을 때, 예방 분야는 15개, 진단 분야는 4개, 치료 분야는 12개, 관리 분야는 2개로 집계되었다. 중복 집계된 경우는 예방과 치료에 대한 연구수요가 진단이나 관리보다 상대적으로 많았다.

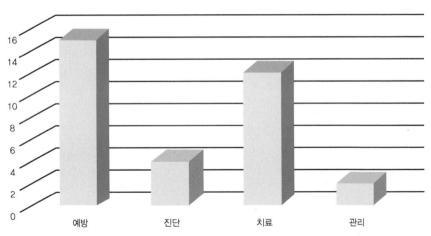

그림 3-1. 예방 · 진단 · 치료 · 관리의 범주에 따른 연구수요 분포

건강증진은 개인이나 지역사회로 하여금 자신이나 지역사회의 건강에 대해 더 많은 통제권을 행사하고 스스로의 안녕을 위한 수단을 갖추는 과정이라 할 수 있다(Naidoo & Wills, 2000). 건강증진은 인체의 기능과 질병의 예방법에 대한 개인적인 이해를 높이는 것, 보건의료체계의 활용에 대한 능력을 키우는 것, 건강에 영향을 미치는 정치적, 환경적 요인에 대한 자각을 높이고 지역사회의 활동을 강화하는 것 등을 포함한다.

특히, 건강증진을 위해서 특정 질환을 일으킬 가능성이 높은 고위험 집단을 표적으로 하는 예방적 방법들이 중요한데, 다음과 같이 1, 2, 3차 예방으로 구분해 볼 수 있다.

- 1차 예방: 고위험 집단을 찾아내고 이들에게 조언과 상담을 제공함으로써 불건강의 발생을 예방하는 것
- 2차 예방: 질환 기간을 감소시키기 위한 위험 행태의 변화, 불건강의 진행을 예방하는 것
- 3차 예방: 만성 혹은 부가역적 상태 때문에 오는 장애와 합병증을 줄이고 삶의 질을 향상시키는 것

건강증진의 범위는 협의로 개인과 지역사회 수준에서 예방을 위한 활동을 의미하지만, 광의로는 예방, 진료, 치료, 관리를 포함하고 있다고 볼 수 있다.

건강증진을 위하여 건강의 장 모형(Lalonde. 1974)에서는 개인의 생의학적 요인뿐만 아니라 생활양식, 환경, 보건의료체계의 중요성을 강조한다. Lalonde Report는 1974년 당시 캐나다의 보건부 장관이었던 마크 라론드(Marc Lalonde)에 의해 쓰인 것으로, 이 보고서에 의해 공식적으로 건강증진(Health Promotion)이라는 개념이 표명되었다고 평가된다. Lalonde Report의 건강의 장(health field concept) 모형에 따르면, 개인의 건강을 결정하는 요인(health determinants)은 크게 유전적 요인(20%), 환경적 요인(20%), 개인의 생활습관(52%), 의료서비스 제도(8%)로 구분된다.

이것은 건강증진을 위한 활동을 크게 생의학적 영역과 사회의학적 영역으로 구분해 볼 수 있다는 것을 의미한다. 생의학적 모형에서는 주로 인체 생리의 측면에서만 건강을 다루었지만 사회의학 영역에서는 환경과 함께, 보건의료체계, 생활양식이 중요하게 다루어진다(이진석, 2015). 신영수 & 김용익(2013)은 건강에 영향을 미치는 요인 중 사회의학의 주된 관심을 공급자와 수요자 영역으로 구분하여 제시하였으며, 사회의학과 관련된 공급자의 영역은 보건의료 재정, 보건의료 자원과 보건의료제공체계, 보건의료서비스가 있고 수요자의 영역인 건강 요인과 건강행태가 있다.

따라서 도출된 연구수요 중 건강증진을 위한 사회의학적 임상연구로는 다음의 범주들을 제시해볼 수 있다.

1) 신약 개발의 필요성과 관련한 기술적 이슈
    ① 항암 T세포 치료제 생산을 위한 플랫폼 개발
    ② 안전하고 효과적인 혈관 재개통 치료를 위한 신약 개발
    ③ B형 간염 완치를 위한 치료약재 개발
    ④ 정신질환에 대한 신약 개발
2) 질환 이행과 관련된 연구
    ① 당뇨병 환자의 심혈관계질환 발생위험 예측 인자 확인
    ② 근감소증 환자의 골다공증과 당뇨의 위험도 관계규명 필요
3) 예측 인자 중 유전적 소인만을 보는 연구
    ① 갑상선암의 유전적 요인
    ② 건선의 유전적 요인
    ③ 무혈성 괴사질환의 유전적 요인
4) 안전성과 유효성 평가 및 지표 개발과 관련한 연구
    ① 스텐트 시술여부와 재협착 및 혈전증 발생률에 대한 연구 필요
    ② 골다공증의 치료약재의 효과와 위험에 대한 연구를 제외한 나머지
    이슈

이 기준에 의거하여 도출된 전체 33개의 연구수요 중 건강증진을 위한 사회의학적 임상연구의 범주는 23개이다. 건강증진을 위한 사회의학적 임상연구의 연구수요를 종합적으로 정리하여 제시해 보면, 질환 관리와 관련된 사항과 경제적 평가와 관련된 사항으로 정리할 수 있다(표 3-5).

질환 관리와 관련된 연구수요로는 질환 예방을 위한 가이드라인, 자기 관리 프로그램 개발 및 교육 강화, 예측 인자(위험 인자) 발굴을 통한 질병 예측 모델의 개발(유전적, 환경적, 생활습관 고려), 나아가 고위험군 선정(특히, 한국형 고위험군)을 위한 기준을 마련하는 것이 필요하며, 치료 환자의 예후와 관련된 연구가 필요하다고 제시되었다. 경제성 평가 관련사항은 경제성 평가를 필요로 하는 이슈들이 존재, 경제성 평가를 위한 지표 중 질환특이적 건강관련 삶의 질(Health Related Quality of Life, HRQOL) 도구 개발에 대한 필요성이 강조되었다.

표 3-5. **사회의학적 임상연구 연구수요의 질환 관리 및 경제성 평가 관련사항 분류**

구분	내용
질환 관리 관련 사항	질환 예방을 위한 가이드라인, 자기 관리 프로그램 개발 및 교육 강화 − 당뇨병 예방을 위한 예방가이드라인 홍보 및 교육 강화 필요 − 만성 신부전 위험 인자에 의한 정확한 가이드라인 마련 및 교육 미흡 − 고혈압의 자기 관리 프로그램 개발
	예측 인자(위험 인자) 발굴을 통한 질병 예측 모델의 개발(유전적, 환경적, 생활습관 고려)과 고위험군 선정(특히, 한국형 고위험군)을 위한 기준을 마련하는 것이 필요 − 당뇨병 및 합병증 발생 예측을 위한 생물학적 표지자와 조기진단 방법 개발 − 암 위험 요인 관리를 통한 암 예방 − 소득에 따른 암재발률과의 관계 − 개인별로 적용 가능한 개개인 맞춤 위험도 예측 모델 필요 − 심부전, 협심증, 죽상동맥경화증을 진행시키는 요인에 대한 연구의 부족 − 고혈압 발생의 고위험군에서 고혈압발생 위험 인자 확인 − 우울증을 악화시키는 환경적 요인 분석 − 정신질환 고위험군 선정을 위해 질병 이행에 대한 한국형 가이드라인 필요 − B형 간염 환자의 악화 예측 인자 발굴

구분	내용
	– 근감소증으로 인한 낙상의 위험도 증가에 대한 연구가 필요
	치료 환자의 예후와 관련된 연구가 필요 – 뇌졸중 치료 환자의 예후연구와 삶의 질 측정도구 개발 필요
경제성 평가 관련 사항	**경제성 평가를 필요로 하는 이슈들이 존재** – 암 환자의 단계별 비용 분석 필요 – 투석별 효과 및 합병증 발생에 대한 종합적 평가 – 뇌졸중 영상진단검사의 비용효과성에 대한 분석 필요 – 수술과 스텐트 시술의 비용효과 분석 – 정신질환에 대한 신약 개발, 장기지속형 주사 치료와 약물 치료의 경제성 평가 – 간암 치료약재의 비용효과 분석이 필요 – 노인고관절 골절 치료에서 내고정과 인공관절에 대한 효과 분석 과 가이드라인 개발 필요
	경제성 평가를 위한 지표 중 질환특이적 건강관련 삶의 질(Health Related Quality of Life, HRQOL) 도구 개발에 대한 필요 – 말기 암 환자의 삶의 질 평가도구 개발 – 뇌졸중 치료 환자의 예후연구와 삶의 질 측정도구 개발 필요

전문가그룹 인터뷰를 통하여 사회의학적 임상연구의 연구수요를 도출할 수 있었다. 건강증진을 위한 사회의학적 임상연구의 연구수요 23개에서 보건의료 빅데이터를 활용하여 문제해결의 정보를 제공할 수 있는 연구수요 14개를 선별하였다. 이러한 사회의학적 임상연구의 연구수요가 보건의료 빅데이터의 활용을 통해서 해결될 수 있는 방안을 모색한 결과는 다음과 같다.

– 암 위험 요인 관리를 통한 암 예방
– 소득에 따른 암재발률과의 관계
– 심부전, 협심증, 죽상동맥경화증을 진행시키는 요인에 대한 연구
– 고혈압 발생의 고위험군에서 고혈압발생 위험 인자 확인
– 우울증을 악화시키는 환경적 요인 분석
– B형 간염 환자의 악화 예측 인자 발굴
– 근감소증으로 인한 낙상의 위험도 증가에 대한 연구

- 암 환자의 단계별 비용 분석
- 투석별 효과 및 합병증 발생에 대한 종합적 평가
- 뇌졸중 영상진단검사의 비용효과성에 대한 분석 필요
- 수술과 스텐트 시술의 비용효과 분석
- 정신질환에 대한 신약 개발, 장기지속형 주사 치료와 약물 치료의 경제성 평가
- 간암 치료약재의 비용효과 분석
- 노인고관절 골절 치료에서 내고정과 인공관절에 대한 효과분석과 가이드라인 개발

  현재 우리나라의 보건의료 빅데이터는 각 기관 보유의 공개 데이터를 활용할 수 있다. 따라서 일차적으로 각 기관의 자료들을 연계해서 해결할 수 있는 임상연구들을 고려하는 것이 필요하다. 병원의 EMR 데이터나 SNS 데이터, 웨어러블 기기로부터 산출되는 자료 역시 중요하다. 상기의 자료들이 활용되기 위해서는 개인수준의 연계가 필요하기 때문에 개인정보보호와 관련된 이슈들을 개선하는 것이 중요할 것이다.
  도출된 연구수요를 기반으로 <표 3-6>과 같이 시나리오를 작성하였으며, 임상연구수요의 보건의료 빅데이터 연계활용을 위한 고려점을 문제해결을 위해 필요한 자료와 자료의 연계를 위한 개인정보 활용 가능성으로 나누어 기술하였다. 개인정보 활용 가능성 기준으로 한 기관 단일자료만을 사용하여 분석이 가능한 경우는 상(上), 연계자료 중 개인정보가 필요 없는 자료(지역, 성별, 연령 등으로 연계 가능 자료)를 가지고 분석해야 하는 경우는 중(中), 연계자료 중 개인정보가 필요한 자료는 하(下)로 분류하였다.

표 3-6. 연구수요 기반 시나리오와 빅데이터 연계활용을 위한 고려점

연번	사회의학적 임상연구 연구수요 기반의 시나리오	보건의료 빅데이터 연계활용을 위한 고려점	
		문제해결을 위해 필요한 자료	자료의 연계를 위한 개인정보활용 가능성
1	연구자는 폐암과 간암의 예방을 위한 위험 요인을 파악하고자 함	건강보험 청구자료 (공단·평원)/ 국민건강영양 조사자료	중
2	연구자는 암 치료 시작 시기에 따른 암의 단계별 비용효과 분석을 하고자 함	건강보험 청구자료/ 암등록자료/ 의료패널자료	하
3	연구자는 암 환자의 경제적 상황이 암의 재발률에 미치는 영향에 대해 분석을 하고자 함	건강보험 청구자료/ 암등록자료/ 의료패널자료	하
4	연구자는 말기 신부전 환자에서 투석 종류에 따른 효과와 부작용에 대한 평가를 하고자 함	건강보험 청구자료/ 의료기관자료	하
5	연구자는 뇌졸중 환자의 MRI, 혈관조영술 등 영상진단검사의 비용효과성 분석을 하고자 함	건강보험 청구자료/ 의료패널자료	하
6	연구자는 협심증과 죽상동맥경화증 발생에 영향을 미치는 다양한 요인을 분석하고자 함	건강보험 청구자료	상
7	연구자는 관상동맥 질환자에서 관상동맥우회술과 스텐트 시술간의 비용효과 분석을 하고자 함	건강보험 청구자료/ 의료기관자료	하
8	연구자는 고혈압 발생을 예방하기 위해 고위험군의 위험 요인을 분석하고자 함	건강보험 청구자료/ 국민건강영양 조사자료	중
9	연구자는 성인남녀의 우울증상을 악화시키는 다양한 신체적 질병 및 사회·경제적 요인을 확인하고자 함	국민건강영양 조사자료	상
10	연구자는 조현병 환자에서 장기지속형 주사 치료와 약물 치료의 경제성 분석을 하고자 함	건강보험 청구자료/ 한국의료패널자료	중

연번	사회의학적 임상연구 연구수요 기반의 시나리오	보건의료 빅데이터 연계활용을 위한 고려점	
		문제해결을 위해 필요한 자료	자료의 연계를 위한 개인정보활용 가능성
11	연구자는 B형 간염 환자의 영상 자료와 의료정보를 이용하여 간경변과 간암으로 이환되는 질병예측 인자를 확인하고자 함	건강보험 청구자료/ 의료기관자료	하
12	연구자는 간암 환자에서 고비용 항암 치료제의 비용효과성을 분석하고자 함	건강보험 청구자료/ 한국의료패널자료/ 암등록자료	하
13	연구자는 노인의 고관절골절에서 내고정술과 인공관절술의 비용효과 분석을 하고자 함	건강보험 청구자료	상
14	연구자는 노인의 근감소증이 낙상사고에 미치는 영향에 대한 분석을 하고자 함	건강보험 청구자료	상

※ 개인정보 활용 가능성 기준
상: 단일자료
중: 연계자료 중 개인정보가 필요 없는 자료
하: 연계자료 중 개인정보가 필요한 자료

14개의 사회의학적 임상연구 시나리오 중, 단일자료만으로 분석이 가능한 시나리오는 4개, 연계자료 중 개인정보가 필요 없는 시나리오는 3개, 연계자료 중 개인정보가 필요한 자료를 필요로 하는 시나리오는 7개 있었다. 개인수준의 연계자료를 필요로 하는 시나리오가 전체 시나리오의 1/2임을 알 수 있고, 현재의 상황에서 보건의료 빅데이터의 활용이 상당수 제한되고 있음을 알 수 있다(표 3-6). 사회의학적 임상연구의 문제해결을 위하여 개인수준의 연계자료가 요구되는 상황이며, 개인정보의 활용이 필요함을 알 수 있었다.

이를 바탕으로 사회의학적 임상연구 시나리오의 세부 내용들을 제시해 보면 다음과 같다.

- 시나리오 1: 건강행태와 환경변화를 통해 부분적으로 예방이 가능한 폐암과 간암의 발생을 최소화하기 위해 2010년부터 2015년까지 건강보험공단의 표본코호트DB, 사회·경제적 변수, 진료내역, 건강검진과 건강행태자료, 심평원의 환자표본자료, 수진자 상병테이블, 국민건강영양조사자료의 검진조사, 건강설문조사, 영양조사자료를 활용하여 위험 요인을 파악하기 위한 연구이다. 개인정보 없이 자료의 연계가 가능할 것으로 보여 활용정보는 '중'으로 판단하였다.

- 시나리오 2: 암의 진단 시기, 치료 시작 시기, 전이 암 시기, 완화적 요법 시기로 구분되는 암의 단계에 따라 지불 비용에 차이가 있으며 단계별 비용대비 효과를 비교 평가하기 위하여 2010년부터 2015년까지 건강보험공단 표본코호트DB 청구자료, 심평원 청구자료, 국립암센터의 암 등록자료, 의료패널자료를 활용하는 연구이다. 연계자료 중 개인정보가 필요하여 활용정보는 '하'로 판단하였다.

- 시나리오 3: 암의 재발이 환자의 경제적 수준에 따라 차이가 있을 것이라는 가정 하에 암 환자의 경제적 수준이 암재발률에 미치는 영향을 확인하기 위하여 2010년부터 2015년까지 건강보험공단 표본코호트DB 청구자료, 심평원 청구자료, 국립암센터의 암 등록자료, 의료패널자료를 이용한 연구이다. 연계자료 중 개인정보가 필요하여 활용정보는 '하'로 판단하였다.

- 시나리오 4: 만성신장 질환자에서 신장 이식 전까지 치료방법으로 이용되는 복막투석과 혈액투석의 비용에는 차이가 있으며 혈액투석비율이 복막투석에 비해 월등히 높다. 건강보험공단 청구자료, 심평원 청구자료, 의료기관의 진료기록자료를 이용하여 복막투석과 혈액투석방법에 따른 비용효과성을 비교 평가하고자 하였고 연계자료 중 개인정보가 필요하여 활용정보는 '하'로 판단하였다.

- 시나리오 5: 뇌졸중을 조기 진단하기 위해 시행하는 MRI, 혈관조영술 등의 영상진단검사 비용은 비급여로 환자의 비용부담이 크다. 지불되는 비용 대비 정확한 진단 및 치료 효과를 분석하기 위하여 건강보험공단 청구자료, 심평원 청구자료, 의료패널자료를 활용하여 비용효과를 분석하고자 하였고 연계자료 중 개인정보가 필요하여 활용정보는 '하'로 판단하였다.

- 시나리오 6: 협심증과 죽상동맥경화증 등의 심장질환 발생을 예방하기 위해 건강보험공단 표본코호트DB 청구자료, 심평원 환자표본자료, 수진자 상병테이블, 검진자료, 국민건강영양조사의 검진조사, 건강설문조사 자료를 이용하여 위험 요인을 분석하기 위한 연구이다. 개인정보없이 자료의 연계가 가능할 것으로 보여 활용정보는 '중'으로 판단하였다.

- 시나리오 7: 심근경색 환자에서 2가지 치료방법인 관상동맥우회술과 스텐트 시술의 비용 대비 효과를 평가하기 위하여 건강보험공단 표본코호트DB 청구자료, 심평원 환자표본자료, 수진자 상병테이블, 의료기관의 진료기록자료를 이용하는 연구이다. 연계자료 중 개인정보자료가 필요하여 활용정보는 '하'로 판단하였다.

- 시나리오 8: 고혈압 발생원인을 파악하기 위하여 건강보험공단의 표본코호트DB, 사회·경제적 변수, 진료내역, 건강검진과 건강행태자료, 심평원의 환자표본자료, 수진자 상병테이블, 국민건강영양조사자료의 검진조사, 건강설문조사, 영양조사자료를 이용하여 고위험군의 위험 인자를 분석하는 연구이다. 개인정보 없이 자료의 연계가 가능하며 따라서 활용정보는 '중'으로 판단하였다.

- 시나리오 9: 우울증상 발생 요인을 분석하기 위하여 국민건강영양조사자료의 검진조사, 건강설문조사, 영양조사자료를 이용하여 다양한 신체적 질병 및 사회·경제적 요인을 확인하기 위한 연구이다. 개인정보 없이 단일자료를 이용하므로 활용정보는 '상'으로 판단하였다.

- 시나리오 10: 정신과 질환 중 조현병 환자에서 장기지속형 주사 치료와 약물 치료의 경제성 평가를 위하여 건강보험공단 표본코호트DB 청구자료, 심평원 환자표본자료, 수진자 상병테이블, 한국의료패널자료를 이용한 연구이다. 개인정보 없이 자료의 연계가 가능할 것으로 보여 활용정보는 '중'으로 판단하였다.

- 시나리오 11: B형 간염 환자에서 간경화 또는 간암으로 진행하는 것을 예방하기 위하여 건강보험공단 표본코호트DB, 사회·경제적 변수, 진료내역, 건강검진과 건강행태자료, 심평원 환자표본자료, 수진자 상병테이블, 의료기관 기록자료를 이용하여 질환예측 인자를 발굴하기 위한 연구이다. 연계자료 중 개인정보가 필요하여 활용정보는 '하'로 판단하였다.

- 시나리오 12: 간암 환자에 치료목적으로 사용되는 고비용의 항암 치료제에 대한 비용 대비 효과성을 평가하기 위하여 건강보험공단 표본코호트DB, 진료내역, 심평원 청구자료, 한국의료패널자료, 암센터의 암 등록자료를 이용하는 연구이다. 연계자료 중 개인정보가 필요하여 활용정보는 '하'로 판단하였다.

- 시나리오 13: 노인의 고관절 골절에서 2가지 치료방법인 내고정술과 인공관절술의 비용 대비 효과를 분석하기 위하여 건강보험공단 표본코호트DB 청구자료, 심평원 환자표본자료, 수진자 상병테이블을 활용하는 연구이다. 개인정보없이 단일자료를 이용하므로 활용정보는 '상'으로 판단하였다.

- 시나리오 14: 노인에서 근감소증이 낙상사고에 미치는 영향에 대한 분석을 위해 건강보험공단의 표본코호트DB, 사회·경제적 변수, 진료내역, 건강검진과 건강행태자료, 심평원의 환자표본자료, 수진자 상병테이블자료를 활용하는 연구이다. 개인정보 없이 단일자료를 이용하므로 활용정보는 '상'으로 판단하였다.

사회의학적 임상연구 시나리오의 우선순위 설정

앞서 도출된 사회의학적 임상연구 기반의 시나리오들에 대하여 우선순위를 설정하기 위한 방법으로 델파이 기법을 활용하였다. 델파이 기법은 특정주제에 대하여 전문가 패널 간의 체계적이며 상호보완적인 예측을 전개시키는 의사소통 기법이다(Brown, 1968; Sackman, 1974). 델파이 조사 기법은 기존에 논의되지 않은, 즉 과거 자료가 없는 특정한 주제에 대한 예측방식으로서 적합하다고 판단되어 적용하였다.

델파이 조사 기법의 장·단점은 외부영향에 의한 의사결정의 왜곡이 발생하거나 의사표현이 제한되는 예가 적으며, 통제된 피드백 과정을 반복하여 주제에 대한 계속적인 집중과 사고를 통하여 정확한 결과를 유도하여 소수의 강력한 의견을 반영할 수 있다(Miller, 1993). 그러나 질문서 또는 사전에 제공되는 정보에 따라 결과가 잘못될 수 있는 가능성이 존재한다(송성진 & 윤도근, 1992).

델파이 조사 기법은 다양한 분야의 전문가 패널의 지식교류를 통해 공통의 합의점을 도출하는 원리에 근거하고 있으며, 여러 분야 전문지식의 교류와 합의가 필요하다는 측면에서 타당하다고 판단되었다. 사회의학적 임상연구 시나리오에서는 예방 분야 중에서 비중이 높고 진단이나 약제의 비용효과성에 관련된 사항을 담고 있다는 점에서 예방의학 분야 3명, 보건학 분야 1명, 영상의학 분야 1명, 진단검사의학 분야 1명, 약학 분야 1명, 빅데이터 분야 1명, 총 8명의 전문가를 대상으로 델파이 조사를 시행하였다.

- 조사일시: 2016. 11. 28. 10:00 – 12:00
- 조사장소: 서울역 근처 회의실

표 3-7. 델파이 조사 참여자 구성

전문가	소속	전문 분야
A	서울의대	예방의학
B	서울의대	예방의학
C	동국의대	예방의학

전문가	소속	전문 분야
D	연세대	보건학
E	서울대병원	영상검사
F	경희대병원	진단검사
G	우석대	약학
H	숙명여대	빅데이터

WHO에서 발간한 보건의료분야의 '연구 우선순위 설정방법(Research Priority Setting Method, RPSM)'에 의하면 연구 우선순위 설정에는 1) 공공의 건강 이익(public health benefit), 2) 타당성(feasibility), 3) 비용(cost)의 3가지 범주를 고려하였다(Roderik et al, 2010).

특히, 이진석(2015)의 연구에서는 다양한 문헌검토를 통하여 사회의학적 연구에서 '공공의 건강이익'이라는 관점이 필요함을 강조하며 그 가치로써 효과성(effectiveness), 형평성(equity), 반응성(responsiveness), 지속가능성(sustainability)을 언급하고 있다.

효과성은 의료서비스 제공 측면에서 안전하고 질 높은 의료서비스를 제공할 수 있는가와 의료자원의 개발 측면에서 의학지식과 기술의 발전에 어느 정도의 영향을 줄 수 있는지를 의미한다.

형평성은 의료서비스의 제공 측면에서 경제적 능력에 상관없이 필요한 의료서비스를 이용할 수 있게 하는가를 의미한다.

반응성은 기본적으로 의료의 제공자와 소비자의 신뢰관계에 관한 것으로, 환자에게 충분한 정보 제공을 함으로써 환자의 알권리를 보장할 수 있는가를 의미한다.

지속가능성은 의료자원의 공급과 수요가 적정하게 이루어지고 있는가에 관한 것으로, 의료비가 낭비 없이 효율적으로 활용될 수 있는가를 의미한다.

타당성은 사회의학적 임상연구의 연구수요 발굴을 위한 트렌드 분석과 전문 분야별 인터뷰를 통해 검증되었음을 전제하였으며, 또한 비용 기준 역시 지속가능성의 범주에 고려되었다고 가정하였다.

문헌에서 언급된 내용들을 종합하여, 우선순위와 관련된 기준들은 다음 4가지로 설정하여 접근하였다.

- 효과성: 질 높고 안전한 의료서비스 또는 의학기술의 발전을 위한 정보 제공
- 형평성: 경제적 능력에 따른 의료서비스 이용에 관한 정보를 제공
- 반응성: 충분한 정보 제공을 통해 환자의 선택권을 증진
- 지속가능성: 자율적인 의료비 관리에 이바지

델파이 조사의 일반적인 진행방식은 다음과 같다.
① 전문가 패널에게 질의할 내용에 대한 설명을 진행한다.
② 전문가 패널이 질문지에 답을 한 후, 익명으로 결과를 제시한다.
③ 진행자는 질문에 대한 결과를 익명으로 전문가 패널에 제공한다.
④ 전문가들은 다른 구성원이 답한 결과를 통하여 이전에 수행된 본인의 답변 결과에 대한 수정 및 점검 과정을 거친다.
⑤ 사전에 마련되어 있는 조건(질문횟수, 결과의 일관성 등)에 따라서 조사를 중단한다(Rowe & Wtight, 1999).

델파이 조사는 일차적으로 각 내용에 대한 설명과 14개 보건의료 빅데이터 시나리오 및 우선순위 평가 기준을 전문가들에게 제시하였다. 그리고 각 항목 별로 점수를 1~5점 척도로 표시하도록 하여 1차 조사를 실시하여 평가 기준에 대해 높을수록 높은 점수를 부여하는 방식으로 진행하였다. 전문가들 간의 점수 부여 패턴이 달라서 올 수 있는 결과의 왜곡을 방지하기 위해 각 전문가들 별로 작성한 점수를 평균값으로 나눈 점수를 사용하였다. 그리고 시나리오 별 점수의 평균과 최소, 최대값을 산출하였으며, 평균값을 근거로 순위를 결정하였다. 조사의 결과값은 익명으로 공개하고 통계치를 제공한 후, 간단한 토론을 가진 후 2차 조사를 시행하였다.

우선순위 도출 결과

1차 델파이 조사에서 '효과성'에 대한 분석 시나리오의 우선순위는 다음과 같이 도출되었다.

1) 고혈압 발생을 예방하기 위해 고위험군의 위험 요인 분석
2) 암 치료 시작 시기에 따른 암의 단계별 비용효과 분석
3) 노인의 근감소증이 낙상사고에 미치는 영향에 대한 분석
4) 폐암과 간암의 예방을 위한 위험 요인을 파악
5) B형 간염 환자의 영상자료와 의료정보를 이용하여 간경변과 간암으로 이환되는 질병예측 인자 확인
6) 성인남녀의 우울증상을 악화시키는 다양한 신체적 질병 및 사회·경제적 요인 확인
7) 협심증과 죽상동맥경화증 발생에 영향을 미치는 다양한 요인 분석
8) 말기 신부전 환자에서 투석 종류에 따른 효과와 부작용에 대한 평가
9) 간암 환자에서 고비용 항암 치료제의 비용효과성 분석
10) 뇌졸중 환자의 MRI, 혈관조영술 등 영상진단검사의 비용효과성 분석
11) 암 환자의 경제적 상황이 암의 재발률에 미치는 영향에 대한 분석
12) 노인의 고관절골절에서 내고정술과 인공관절술의 비용효과 분석
13) 조현병 환자에서 장기지속형 주사 치료와 약물 치료의 경제성 분석
14) 관상동맥 질환자에서 관상동맥우회술과 스텐트 시술 간의 비용효과 분석

이 중에서 1) 암 치료 시작 시기에 따른 암의 단계별 비용효과 분석, 2) B형 간염 환자의 영상자료와 의료정보를 이용하여 간경변과 간암으로 이환되는 질병예측 인자를 확인하는 시나리오는 개인수준의 연계가 필요한 시나리오로써 빅데이터의 활용에 어려움이 있을 것으로 예상하였다.

표 3-8. 1차 델파이 조사 결과(효과성)

연번	시나리오	순위	1차 점수		
			평균	최대	최소
1	연구자는 폐암과 간암의 예방을 위한 위험 요인을 파악하고자 함	4	1.13	1.58	0.52
2	연구자는 암 치료 시작 시기에 따른 암의 단계별 비용효과 분석을 하고자 함	2	1.19	1.58	0.75
3	연구자는 암 환자의 경제적 상황이 암의 재발률에 미치는 영향에 대해 분석을 하고자 함	11	0.83	1.35	0.39
4	연구자는 말기 신부전 환자에서 투석 종류에 따른 효과와 부작용에 대한 평가를 하고자 함	8	1.07	1.44	0.39
5	연구자는 뇌졸중 환자의 MRI, 혈관조영술 등 영상진단검사의 비용효과성 분석을 하고자 함	10	0.93	1.55	0.39
6	연구자는 협심증과 죽상동맥경화증 발생에 영향을 미치는 다양한 요인을 분석하고자 함	7	1.08	1.58	0.31
7	연구자는 관상동맥 질환자에서 관상동맥우회술과 스텐트 시술간의 비용효과 분석을 하고자 함	14	0.71	1.3	0.36
8	연구자는 고혈압 발생을 예방하기 위해 고위험군의 위험 요인을 분석하고자 함	1	1.27	1.58	0.96
9	연구자는 성인남녀의 우울증상을 악화시키는 다양한 신체적 질병 및 사회·경제적 요인을 확인하고자 함	6	1.11	1.58	0.31
10	연구자는 조현병 환자에서 장기지속형 주사 치료와 약물 치료의 경제성 분석을 하고자 함	13	0.73	1	0.36
11	연구자는 B형 간염 환자의 영상자료와 의료정보를 이용하여 간경변과 간암으로 이환되는 질병예측 인자를 확인하고자 함	5	1.12	1.97	0.72
12	연구자는 간암 환자에서 고비용 항암 치료제의 비용효과성을 분석하고자 함	9	0.99	1.55	0.54
13	연구자는 노인의 고관절골절에서 내고정술과 인공관절술의 비용효과 분석을 하고자 함	12	0.82	1.04	0.39
14	연구자는 노인의 근감소증이 낙상사고에 미치는 영향에 대한 분석을 하고자 함	3	1.13	1.35	0.78

1차 델파이 조사에서 '형평성'에 대한 분석 시나리오의 우선순위는 다음과 같이 도출되었다.

1) 암 환자의 경제적 상황이 암의 재발률에 미치는 영향에 대한 분석
2) 성인남녀의 우울증상을 악화시키는 다양한 신체적 질병 및 사회·경제적 요인 확인
3) 고혈압 발생을 예방하기 위해 고위험군의 위험 요인 분석
4) 말기 신부전 환자에서 투석 종류에 따른 효과와 부작용에 대한 평가
5) 암 치료 시작 시기에 따른 암의 단계별 비용효과 분석
6) 간암 환자에서 고비용 항암 치료제의 비용효과성 분석
7) 노인의 고관절골절에서 내고정술과 인공관절술의 비용효과 분석
8) 폐암과 간암의 예방을 위한 위험 요인을 파악
9) 뇌졸중 환자의 MRI, 혈관조영술 등 영상진단검사의 비용효과성 분석
10) B형 간염 환자의 영상자료와 의료정보를 이용하여 간경변과 간암으로 이환되는 질병예측 인자 확인
11) 협심증과 죽상동맥경화증 발생에 영향을 미치는 다양한 요인 분석
12) 조현병 환자에서 장기지속형 주사 치료와 약물 치료의 경제성 분석
13) 관상동맥 질환자에서 관상동맥우회술과 스텐트 시술간의 비용효과 분석
14) 노인의 근감소증이 낙상사고에 미치는 영향에 대한 분석

　이 중에서 '암 환자의 경제적 상황이 암의 재발률에 미치는 영향'이 최대점수가 높았고 '말기 신부전 환자에서 투석 종류에 따른 효과와 부작용에 대한 평가'에 대한 시나리오는 개인수준의 연계가 필요한 시나리오로써 빅데이터의 활용에 어려움이 있을 것으로 보인다.

표 3-9. 1차 델파이 조사 결과(형평성)

연번	시나리오	순위	1차 점수		
			평균	최대	최소
1	연구자는 폐암과 간암의 예방을 위한 위험 요인을 파악하고자 함	8	0.91	1.41	0.00
2	연구자는 암 치료 시작 시기에 따른 암의 단계별 비용효과 분석을 하고자 함	5	1.00	1.41	0.53
3	연구자는 암 환자의 경제적 상황이 암의 재발률에 미치는 영향에 대해 분석을 하고자 함	1	1.13	1.76	0.35
4	연구자는 말기 신부전 환자에서 투석 종류에 따른 효과와 부작용에 대한 평가를 하고자 함	4	1.04	1.27	0.59
5	연구자는 뇌졸중 환자의 MRI, 혈관조영술 등 영상진단검사의 비용효과성 분석을 하고자 함	9	0.89	1.27	0.00
6	연구자는 협심증과 죽상동맥경화증 발생에 영향을 미치는 다양한 요인을 분석하고자 함	11	0.85	1.41	0.00
7	연구자는 관상동맥 질환자에서 관상동맥우회술과 스텐트 시술간의 비용효과 분석을 하고자 함	13	0.75	1.27	0.00
8	연구자는 고혈압 발생을 예방하기 위해 고위험군의 위험 요인을 분석하고자 함	3	1.04	1.41	0.25
9	연구자는 성인남녀의 우울증상을 악화시키는 다양한 신체적 질병 및 사회·경제적 요인을 확인하고자 함	2	1.09	1.41	0.25
10	연구자는 조현병 환자에서 장기지속형 주사 치료와 약물 치료의 경제성 분석을 하고자 함	12	0.84	1.33	0.00
11	연구자는 B형 간염 환자의 영상자료와 의료정보를 이용하여 간경변과 간암으로 이환되는 질병예측 인자를 확인하고자 함	10	0.86	1.41	0.00
12	연구자는 간암 환자에서 고비용 항암치료제의 비용효과성을 분석하고자 함	6	0.99	1.41	0.59
13	연구자는 노인의 고관절골절에서 내고정술과 인공관절술의 비용효과 분석을 하고자 함	7	0.96	1.27	0.59
14	연구자는 노인의 근감소증이 낙상사고에 미치는 영향에 대한 분석을 하고자 함	14	0.69	1.48	0.00

1차 델파이 조사에서 '반응성'에 대한 분석 시나리오의 우선순위는 다음과 같이 도출되었다.

1) 폐암과 간암의 예방을 위한 위험 요인을 파악
2) 고혈압 발생을 예방하기 위해 고위험군의 위험 요인 분석
3) 암 치료 시작 시기에 따른 암의 단계별 비용효과 분석
4) 협심증과 죽상동맥경화증 발생에 영향을 미치는 다양한 요인 분석
5) 성인남녀의 우울증상을 악화시키는 다양한 신체적 질병 및 사회·경제적 요인 확인
6) 노인의 고관절골절에서 내고정술과 인공관절술의 비용효과 분석
7) 노인의 근감소증이 낙상사고에 미치는 영향에 대한 분석
8) 뇌졸중 환자의 MRI, 혈관조영술 등 영상진단검사의 비용효과성 분석
9) 말기 신부전 환자에서 투석 종류에 따른 효과와 부작용에 대한 평가
10) 관상동맥 질환자에서 관상동맥우회술과 스텐트 시술 간의 비용효과 분석
11) B형 간염 환자의 영상자료와 의료정보를 이용하여 간경변과 간암으로 이환되는 질병예측 인자 확인
12) 간암 환자에서 고비용 항암 치료제의 비용효과성 분석
13) 암 환자의 경제적 상황이 암의 재발률에 미치는 영향에 대한 분석
14) 조현병 환자에서 장기지속형 주사 치료와 약물 치료의 경제성 분석

이 중에서 연구자가 암 치료 시작 시기에 따른 암의 단계별 비용효과 분석을 하고자 확인하는 시나리오는 개인수준의 연계가 필요한 시나리오로써 빅데이터의 활용의 어려움이 예상되었다.

표 3-10. **1차 델파이 조사 결과(반응성)**

연번	시나리오	순위	1차 점수		
			평균	최대	최소
1	연구자는 폐암과 간암의 예방을 위한 위험 요인을 파악하고자 함	1	1.28	1.71	0.68
2	연구자는 암 치료 시작 시기에 따른 암의 단계별 비용효과 분석을 하고자 함	3	1.17	1.71	0.58
3	연구자는 암 환자의 경제적 상황이 암의 재발률에 미치는 영향에 대해 분석을 하고자 함	13	0.87	1.35	0.29
4	연구자는 말기 신부전 환자에서 투석 종류에 따른 효과와 부작용에 대한 평가를 하고자 함	9	0.92	1.30	0.34
5	연구자는 뇌졸중 환자의 MRI, 혈관조영술 등 영상진단검사의 비용효과성 분석을 하고자 함	8	0.93	1.08	0.65
6	연구자는 협심증과 죽상동맥경화증 발생에 영향을 미치는 다양한 요인을 분석하고자 함	4	1.13	1.71	0.54
7	연구자는 관상동맥 질환자에서 관상동맥우회술과 스텐트 시술간의 비용효과 분석을 하고자 함	10	0.90	1.44	0.33
8	연구자는 고혈압 발생을 예방하기 위해 고위험군의 위험 요인을 분석하고자 함	2	1.20	1.71	0.54
9	연구자는 성인남녀의 우울증상을 악화시키는 다양한 신체적 질병 및 사회·경제적 요인을 확인하고자 함	5	1.09	1.44	0.54
10	연구자는 조현병 환자에서 장기지속형 주사 치료와 약물 치료의 경제성 분석을 하고자 함	14	0.84	1.35	0.33
11	연구자는 B형 간염 환자의 영상자료와 의료정보를 이용하여 간경변과 간암으로 이환되는 질병예측 인자를 확인하고자 함	11	0.89	1.14	0.68
12	연구자는 간암 환자에서 고비용 항암치료제의 비용효과성을 분석하고자 함	12	0.88	1.13	0.63
13	연구자는 노인의 고관절골절에서 내고정술과 인공관절술의 비용효과 분석을 하고자 함	6	1.04	1.35	0.68
14	연구자는 노인의 근감소증이 낙상사고에 미치는 영향에 대한 분석을 하고자 함	7	1.03	1.59	0.00

1차 델파이 조사에서 '지속가능성'에 대한 분석 시나리오의 우선순위는 다음과 같이 도출되었다.

1) 암 치료 시작 시기에 따른 암의 단계별 비용효과 분석
2) 말기 신부전 환자에서 투석 종류에 따른 효과와 부작용에 대한 평가
3) 노인의 고관절골절에서 내고정술과 인공관절술의 비용효과 분석
4) 뇌졸중 환자의 MRI, 혈관조영술 등 영상진단검사의 비용효과성 분석
5) 관상동맥 질환자에서 관상동맥우회술과 스텐트 시술간의 비용효과 분석
6) 간암 환자에서 고비용 항암 치료제의 비용효과성 분석
7) 암 환자의 경제적 상황이 암의 재발률에 미치는 영향에 대한 분석
8) 조현병 환자에서 장기지속형 주사 치료와 약물 치료의 경제성 분석
9) 노인의 근감소증이 낙상사고에 미치는 영향에 대한 분석
10) B형 간염 환자의 영상자료와 의료정보를 이용하여 간경변과 간암으로 이환되는 질병예측 인자 확인
11) 성인남녀의 우울증상을 악화시키는 다양한 신체적 질병 및 사회·경제적 요인 확인
12) 고혈압 발생을 예방하기 위해 고위험군의 위험 요인 분석
13) 폐암과 간암의 예방을 위한 위험 요인 파악
14) 협심증과 죽상동맥경화증 발생에 영향을 미치는 다양한 요인 분석

이 중에서 1) 암 치료 시작 시기에 따른 암의 단계별 비용효과 분석, 2) 말기 신부전 환자에서 투석 종류에 따른 효과와 부작용에 대한 평가, 3) 뇌졸중 환자의 MRI, 혈관조영술 등 영상진단검사의 비용효과성 분석, 4) 관상동맥질환자에서 관상동맥우회술과 스텐트 시술간의 비용효과 분석을 확인하는 시나리오는 개인수준의 연계가 필요한 시나리오로써 빅데이터의 활용이 어려울 것으로 예상하였다.

표 3-11. 1차 델파이 조사 결과(지속가능성)

연번	시나리오	순위	1차 점수		
			평균	최대	최소
1	연구자는 폐암과 간암의 예방을 위한 위험 요인을 파악하고자 함	13	0.82	0	1.3
2	연구자는 암 치료 시작 시기에 따른 암의 단계별 비용효과 분석을 하고자 함	1	1.17	0.96	1.41
3	연구자는 암 환자의 경제적 상황이 암의 재발률에 미치는 영향 대해 분석을 하고자 함	7	0.98	0.57	1.3
4	연구자는 말기 신부전 환자에서 투석 종류에 따른 효과와 부작용에 대한 평가를 하고자 함	2	1.09	0.58	1.41
5	연구자는 뇌졸중 환자의 MRI, 혈관조영술 등 영상진단검사의 비용효과성 분석을 하고자 함	4	1.07	0.85	1.51
6	연구자는 협심증과 죽상동맥경화증 발생에 영향을 미치는 다양한 요인을 분석하고자 함	14	0.79	0	1.44
7	연구자는 관상동맥 질환자에서 관상동맥우회술과 스텐트 시술간의 비용효과 분석을 하고자 함	5	1.03	0.65	1.41
8	연구자는 고혈압 발생을 예방하기 위해 고위험군의 위험 요인을 분석하고자 함	12	0.86	0	1.44
9	연구자는 성인남녀의 우울증상을 악화시키는 다양한 신체적 질병 및 사회·경제적 요인을 확인하고자 함	11	0.9	0.3	1.3
10	연구자는 조현병 환자에서 장기지속형 주사 치료와 약물 치료의 경제성 분석을 하고자 함	8	0.95	0.58	1.2
11	연구자는 B형 간염 환자의 영상자료와 의료정보를 이용하여 간경변과 간암으로 이환되는 질병예측 인자를 확인하고자 함	10	0.91	0.57	1.3
12	연구자는 간암 환자에서 고비용 항암치료제의 비용효과성을 분석하고자 함	6	0.99	0.58	1.41
13	연구자는 노인의 고관절골절에서 내고정술과 인공관절술의 비용효과 분석을 하고자 함	3	1.09	0.33	1.51
14	연구자는 노인의 근감소증이 낙상사고에 미치는 영향에 대한 분석을 하고자 함	9	0.92	0.6	1.44

1차 델파이 조사의 결과를 전문가 패널에 제공하고, 다른 구성원이 답한 결과를 통하여 이전에 수행된 본인의 답변 결과에 대한 수정 및 점검 과정을 거친 후, 2차 델파이 조사를 시행하였다.

2차 델파이 조사의 '효과성'에 대한 시나리오 결과에서는 1) B형 간염 환자의 영상자료와 의료정보를 이용하여 간경변과 간암으로 이환되는 질병예측 인자 확인, 2) 고혈압 발생을 예방하기 위해 고위험군의 위험 요인 분석, 3) 폐암과 간암의 예방을 위한 위험 요인 파악, 4) 암 치료 시작 시기에 따른 암의 단계별 비용효과 분석, 5) 성인남녀의 우울증상을 악화시키는 다양한 신체적 질병 및 사회·경제적 요인을 확인하는 시나리오가 상위권을 차지하고 있다.

이러한 시나리오 중에서 1) B형 간염 환자의 영상자료와 의료정보를 이용하여 간경변과 간암으로 이환되는 질병예측 인자 확인, 2) 암 치료 시작 시기에 따른 암의 단계별 비용효과 분석에 대한 시나리오는 개인수준의 연계가 필요한 시나리오로써 빅데이터의 활용성의 한계는 1차 조사 결과와 동일하였다.

표 3-12. 2차 델파이 조사 결과(효과성)

연번	시나리오	순위	1차 점수		
			평균	최대	최소
1	연구자는 폐암과 간암의 예방을 위한 위험 요인을 파악하고자 함	3	1.18	1.63	0.75
2	연구자는 암 치료 시작 시기에 따른 암의 단계별 비용효과 분석을 하고자 함	4	1.17	1.63	0.75
3	연구자는 암 환자의 경제적 상황이 암의 재발률에 미치는 영향에 대해 분석을 하고자 함	11	0.81	1.3	0.39
4	연구자는 말기 신부전 환자에서 투석 종류에 따른 효과와 부작용에 대한 평가를 하고자 함	8	1.05	1.44	0.39
5	연구자는 뇌졸중 환자의 MRI, 혈관조영술 등 영상진단검사의 비용효과성 분석을 하고자 함	10	0.86	1.3	0.39
6	연구자는 협심증과 죽상동맥경화증 발생에 영향을 미치는 다양한 요인을 분석하고자 함	6	1.13	1.58	0.75

연번	시나리오	순위	1차 점수		
			평균	최대	최소
7	연구자는 관상동맥 질환자에서 관상동맥우회술과 스텐트 시술간의 비용효과 분석을 하고자 함	13	0.67	1.33	0.33
8	연구자는 고혈압 발생을 예방하기 위해 고위험군의 위험 요인을 분석하고자 함	2	1.25	1.63	0.75
9	연구자는 성인남녀의 우울증상을 악화시키는 다양한 신체적 질병 및 사회·경제적 요인을 확인하고자 함	5	1.17	1.58	0.75
10	연구자는 조현병 환자에서 장기지속형 주사 치료와 약물 치료의 경제성 분석을 하고자 함	14	0.67	1	0.33
11	연구자는 B형 간염 환자의 영상자료와 의료정보를 이용하여 간경변과 간암으로 이환되는 질병예측 인자를 확인하고자 함	1	1.43	3.2	0.72
12	연구자는 간암 환자에서 고비용 항암치료제의 비용효과성을 분석하고자 함	9	0.93	1.33	0.74
13	연구자는 노인의 고관절골절에서 내고정술과 인공관절술의 비용효과 분석을 하고자 함	12	0.75	1.06	0.33
14	연구자는 노인의 근감소증이 낙상사고에 미치는 영향에 대한 분석을 하고자 함	7	1.11	1.63	0.53

2차 델파이 조사에서 '형평성'에 대한 분석 시나리오의 상위권으로 선정된 내용은 다음과 같다.

1) 암 환자의 경제적 상황이 암의 재발률에 미치는 영향에 대한 분석
2) 성인남녀의 우울증상을 악화시키는 다양한 신체적 질병 및 사회·경제적 요인 확인
3) 고혈압 발생을 예방하기 위해 고위험군의 위험 요인 분석
4) 말기 신부전 환자에서 투석 종류에 따른 효과와 부작용에 대한 평가
5) 간암 환자에서 고비용 항암 치료제의 비용효과성 분석

또한, 개인수준의 연계가 필요한 시나리오로써 빅데이터 활용이 어려울 것
으로 예상된 내용은 1) 암 환자의 경제적 상황이 암의 재발률에 미치는 영향
에 대한 분석, 2) 말기 신부전 환자에서 투석 종류에 따른 효과와 부작용에
대한 평가 3) 간암 환자에서 고비용 항암 치료제의 비용효과성 분석이었다.

표 3-13. **2차 델파이 조사 결과(형평성)**

연번	시나리오	순위	1차 점수		
			평균	최대	최소
1	연구자는 폐암과 간암의 예방을 위한 위험 요인을 파악하고자 함	7	1.00	1.41	0.00
2	연구자는 암 치료 시작 시기에 따른 암의 단계별 비용효과 분석을 하고자 함	6	1.00	1.41	0.67
3	연구자는 암 환자의 경제적 상황이 암의 재발률에 미치는 영향에 대해 분석을 하고자 함	1	1.31	1.76	1.00
4	연구자는 말기 신부전 환자에서 투석 종류에 따른 효과와 부작용에 대한 평가를 하고자 함	4	1.04	1.59	0.59
5	연구자는 뇌졸중 환자의 MRI, 혈관조영술 등 영상진단검사의 비용효과성 분석을 하고자 함	11	0.80	1.18	0.00
6	연구자는 협심증과 죽상동맥경화증 발생에 영향을 미치는 다양한 요인을 분석하고자 함	10	0.80	1.41	0.00
7	연구자는 관상동맥 질환자에서 관상동맥 우회술과 스텐트 시술간의 비용효과 분석을 하고자 함	14	0.67	1.07	0.00
8	연구자는 고혈압 발생을 예방하기 위해 고위험군의 위험 요인을 분석하고자 함	3	1.12	1.41	0.92
9	연구자는 성인남녀의 우울증상을 악화시키는 다양한 신체적 질병 및 사회·경제적 요인을 확인하고자 함	2	1.16	1.41	0.80
10	연구자는 조현병 환자에서 장기지속형 주사 치료와 약물 치료의 경제성 분석을 하고자 함	12	0.68	1.06	0.00

연번	시나리오	순위	1차 점수		
			평균	최대	최소
11	연구자는 B형 간염 환자의 영상자료와 의료정보를 이용하여 간경변과 간암으로 이환되는 질병예측 인자를 확인하고자 함	8	0.94	1.41	0.00
12	연구자는 간암 환자에서 고비용 항암치료제의 비용효과성을 분석하고자 함	5	1.00	1.41	0.59
13	연구자는 노인의 고관절골절에서 내고정술과 인공관절술의 비용효과 분석을 하고자 함	9	0.93	1.27	0.59
14	연구자는 노인의 근감소증이 낙상사고에 미치는 영향에 대한 분석을 하고자 함	13	0.67	1.48	0.00

  2차 델파이 조사의 '반응성'에 대한 시나리오 결과에서는 1) 폐암과 간암의 예방을 위한 위험 요인 파악, 2) 고혈압 발생을 예방하기 위해 고위험군의 위험 요인 분석, 3) 협심증과 죽상동맥경화증 발생에 영향을 미치는 다양한 요인 분석, 4) 암 치료 시작 시기에 따른 암의 단계별 비용효과 분석, 5) 성인남녀의 우울증상을 악화시키는 다양한 신체적 질병 및 사회·경제적 요인 확인이 상위권을 차지하였다.
  이러한 시나리오 중에서 암 치료 시작 시기에 따른 암의 단계별 비용효과 분석의 경우는 개인수준의 연계가 필요한 시나리오로써 빅데이터의 활용이 어려울 것으로 예상하였다.

표 3-14. 2차 델파이 조사 결과(반응성)

연번	시나리오	순위	1차 점수		
			평균	최대	최소
1	연구자는 폐암과 간암의 예방을 위한 위험 요인을 파악하고자 함	1	1.30	1.91	0.68
2	연구자는 암 치료 시작 시기에 따른 암의 단계별 비용효과 분석을 하고자 함	4	1.21	1.91	0.59
3	연구자는 암 환자의 경제적 상황이 암의 재발률에 미치는 영향에 대해 분석을 하고자 함	9	0.91	1.30	0.30
4	연구자는 말기 신부전 환자에서 투석 종류에 따른 효과와 부작용에 대한 평가를 하고자 함	10	0.88	1.30	0.38
5	연구자는 뇌졸중 환자의 MRI, 혈관조영술 등 영상진단검사의 비용효과성 분석을 하고자 함	11	0.81	1.07	0.59
6	연구자는 협심증과 죽상동맥경화증 발생에 영향을 미치는 다양한 요인을 분석하고자 함	3	1.23	1.91	0.91
7	연구자는 관상동맥 질환자에서 관상동맥 우회술과 스텐트 시술간의 비용효과 분석을 하고자 함	12	0.80	1.48	0.33
8	연구자는 고혈압 발생을 예방하기 위해 고위험군의 위험 요인을 분석하고자 함	2	1.30	1.91	1.07
9	연구자는 성인남녀의 우울증상을 악화시키는 다양한 신체적 질병 및 사회·경제적 요인을 확인하고자 함	5	1.18	1.48	0.86
10	연구자는 조현병 환자에서 장기지속형 주사 치료와 약물 치료의 경제성 분석을 하고자 함	14	0.72	1.07	0.33
11	연구자는 B형 간염 환자의 영상자료와 의료정보를 이용하여 간경변과 간암으로 이환되는 질병예측 인자를 확인하고자 함	8	0.92	1.44	0.38
12	연구자는 간암 환자에서 고비용 항암치료제의 비용효과성을 분석하고자 함	13	0.79	1.16	0.37
13	연구자는 노인의 고관절골절에서 내고정술과 인공관절술의 비용효과 분석을 하고자 함	6	1.07	1.49	0.87
14	연구자는 노인의 근감소증이 낙상사고에 미치는 영향에 대한 분석을 하고자 함	7	1.04	1.53	0.00

2차 델파이 조사의 '지속가능성'에 대한 시나리오 결과는 1) 암 치료 시작 시기에 따른 암의 단계별 비용효과 분석, 2) 말기 신부전 환자에서 투석 종류에 따른 효과와 부작용에 대한 평가, 3) 뇌졸중 환자의 MRI, 혈관조영술 등 영상진단검사의 비용효과성 분석, 4) 노인의 고관절골절에서 내고정술과 인공관절술의 비용효과 분석, 5) 관상동맥 질환자에서 관상동맥우회술과 스텐트 시술 간의 비용효과 분석에 대한 우선순위가 높은 것으로 나타났다.

이러한 시나리오 중에서 1) 암 치료 시작 시기에 따른 암의 단계별 비용효과 분석, 2) 말기 신부전 환자에서 투석 종류에 따른 효과와 부작용에 대한 평가, 3) 뇌졸중 환자의 MRI, 혈관조영술 등 영상진단검사의 비용효과성 분석, 4) 관상동맥 질환자에서 관상동맥우회술과 스텐트 시술 간의 비용효과 분석 시나리오는 개인수준의 연계가 필요한 시나리오로써 빅데이터의 활용이 어렵다고 보았다.

표 3-15. **2차 델파이 조사 결과(지속가능성)**

연번	시나리오	순위	1차 점수		
			평균	최대	최소
1	연구자는 폐암과 간암의 예방을 위한 위험 요인을 파악하고자 함	12	0.71	1.3	0
2	연구자는 암 치료 시작 시기에 따른 암의 단계별 비용효과 분석을 하고자 함	1	1.33	1.91	0.88
3	연구자는 암환자의 경제적 상황이 암의 재발률에 미치는 영향에 대해 분석을 하고자 함	6	1.01	1.3	0.59
4	연구자는 말기 신부전 환자에서 투석 종류에 따른 효과와 부작용에 대한 평가를 하고자 함	2	1.15	1.48	0.88
5	연구자는 뇌졸중 환자의 MRI, 혈관조영술 등 영상진단검사의 비용효과성 분석을 하고자 함	3	1.09	1.53	0.88
6	연구자는 협심증과 죽상동맥경화증 발생에 영향을 미치는 다양한 요인을 분석하고자 함	14	0.66	0.98	0
7	연구자는 관상동맥 질환자에서 관상동맥우회술과 스텐트 시술간의 비용효과 분석을 하고자 함	5	1.04	1.53	0

연번	시나리오	순위	1차 점수		
			평균	최대	최소
8	연구자는 고혈압 발생을 예방하기 위해 고위험군의 위험 요인을 분석하고자 함	13	0.69	1.3	0
9	연구자는 성인남녀의 우울증상을 악화시키는 다양한 신체적 질병 및 사회·경제적 요인을 확인하고자 함	10	0.82	1.3	0
10	연구자는 조현병 환자에서 장기지속형 주사 치료와 약물 치료의 경제성 분석을 하고자 함	8	0.95	1.18	0.65
11	연구자는 B형 간염 환자의 영상자료와 의료정보를 이용하여 간경변과 간암으로 이환되는 질병예측 인자를 확인하고자 함	9	0.88	1.3	0.5
12	연구자는 간암 환자에서 고비용 항암치료제의 비용효과성을 분석하고자 함	7	0.96	1.48	0.65
13	연구자는 노인의 고관절골절에서 내고정술과 인공관절술의 비용효과 분석을 하고자 함	4	1.05	1.63	0.33
14	연구자는 노인의 근감소증이 낙상사고에 미치는 영향에 대한 분석을 하고자 함	11	0.73	1.3	0

1차 델파이 조사 결과와 2차 조사를 비교한 결과에서 시나리오들의 우선순위에 약간의 변화가 있었다.

효과성의 경우, 1) B형 간염 환자의 영상자료와 의료정보를 이용하여 간경변과 간암으로 이환되는 질병예측 인자 확인 연구가 5순위에서 1순위로, 2) 노인의 근감소증이 낙상사고에 미치는 영향에 대한 분석 연구가 3순위에서 7순위로 변화하였다.

형평성의 경우, 1) 뇌졸중 환자의 MRI, 혈관조영술 등 영상진단검사의 비용효과성 분석 연구가 9순위에서 11순위로, 2) B형 간염 환자의 영상자료와 의료정보를 이용하여 간경변과 간암으로 이환되는 질병예측 인자 확인 연구가 10순위에서 8순위로 변화하였다.

반응성의 경우, 1) 암 환자의 경제적 상황이 암의 재발률에 미치는 영향에 대한 분석을 하고자 한 연구가 13순위에서 9순위로, 2) B형 간염 환자의 영상자료와 의료정보를 이용하여 간경변과 간암으로 이환되는 질병예측 인자를 확인하고자 하는 연구가 11순위에서 8순위로 변화하였다.

지속가능성의 경우, 노인의 근감소증이 낙상사고에 미치는 영향에 대한 분석을 하고자 한 연구가 9순위에서 11순위로 변화하였다.

2차 델파이 조사 결과 후에 진행한 논의에서 3차 델파이 조사를 하더라도 선택점수의 변화가 크지 않을 것으로 합의하였으며, 2차 델파이 조사에서 우선순위 선정 작업이 안정화되었다고 판단하고 종료하였다.

2차 델파이 조사를 기반으로 효과성, 형평성, 반응성, 지속가능성의 각 영역에서 5위까지의 상위랭킹 시나리오는 효과성에서는 2개, 형평성에서는 3개, 반응성에서는 1개, 지속가능성에서는 4개의 시나리오가 개인수준의 연계가 필요하다고 판단하였으며, 의료기관자료와 중앙암등록자료 분석을 위해 공공기관자료와의 연계가 필요하다고 판단되었다.

국민건강증진을 위한 빅데이터 활용 방안

국민건강증진을 위한
빅데이터 활용 방안

개인정보보호법과 관련하여 보건의료의 특성을 고려한 데이터 전송·연계 지침이 부재하고 프라이버시 보호측면에 국한된 규제로서 개인정보보호법상 개인식별정보(주민등록번호) 처리를 제한하여 기관 간 데이터 매칭이 불가하다. 이는 의학연구의 결정적인 장애요소로 작용하고 있으며, 그러므로 비식별화 수준 및 절차의 조정이 필요한 상황이다.

보건의료 빅데이터의 활용에 있어서 국내 개인정보보호 이슈의 해결을 위하여 국내외 동향을 살펴보고 보건의료 빅데이터 활용을 위한 개인정보보호에 대한 주요 이슈 및 사례를 확인할 필요가 있다. 따라서, 사회의학적 임상연구수요의 해결을 위한 빅데이터 활용 가능성의 영역으로 개인정보 활용 가능성(applicability of personal data)을 추가로 고찰하고자 하였다.

이 책에서는 건강증진을 위한 사회의학적 임상연구의 수요발굴과 보건의료 빅데이터 활용의 개인정보보호 이슈에 대한 국내외 현황조사를 기반으로, 문제해결을 위한 보건의료 빅데이터 활용의 방향을 모색하였다.

1. 보건의료 빅데이터의 역할과 한계

미국, 영국, 싱가포르, 독일, 일본, 호주 등 주요 선진국들은 보건의료 빅데이터를 통하여 의료의 질을 제고하고 비용을 감소시킬 수 있는 경제적 가치의 원천으로 평가하고 그 활용성을 증대하기 위해 국가적 차원에서 빅데이터 활용을 전략적으로 추진하고 있다.

미국은 2012년 빅데이터를 의학발전을 위한 지식기반으로 발전시키기 위한 보고서(Big Data to Knowledge)를 발표하고 의학 데이터와 데이터 사이언스의 결합을 통한 활용기술 기반을 강화하려고 노력 중이다. 또한 NIH의 주도로 보건의료 빅데이터의 협력 문화를 구축하고 공공 데이터 개방을 위해 노력하고 있으며 민간 보험사들을 중심으로 의료비용 절감을 위한 활동 및 민간업체의 건강 관리, 유전자 검사 등이 활발히 진행 중이다.

영국의 경우 빅데이터정보를 진료서비스 개선에 활용하고자 Better information means better care(2014)를 통해 핵심 자료원으로서 진료기록의 활용을 강조하며 환자의 정보 관리권을 강화하고 있다. 영국 보건부는 Personalized Health and Care 2020을 발표하고 공공 데이터 활용에 적극 동참 중이며 보건의료 빅데이터 기관인 HSCIS를 설립하고 NHS의 진료 데이터와 공중보건 및 사회 보장 관련 데이터를 수집, 저장, 연계, 분석 등을 통해 관련 데이터를 공개하고 있다.

싱가포르는 NEHR(National Electronic Health Record) 구축을 통해 환자 중심의 진료 연속성 확대를 위한 의료 통합 플랫폼을 실현 중이며 Khoo Teck Puat Hospital 등의 병원을 중심으로 의료서비스 개선을 위해 빅데이터가 활용되고 있다.

독일은 첨단기술전략 2020(High-Tech Strategy 2020 for Germany)을 발표하고 빅데이터의 활용성을 증진시키는 한편, 혁신적인 의료서비스를 제공하기 위해 노력 중이며 다양한 연구를 통해 공개 데이터 이용의 필요성을 강조하고 있다.

일본은 Ministry of Economy, Trade and Industry (METI) ICT Strategy 을 통해 빅데이터를 활용한 새로운 의료시스템 구축 및 인구 고령화로 인한 의료 보험 비용 상승 억제를 위해 노력 중이다.

호주 정부는 The Australian Public Service ICT Strategy 2012-2015를 발표하고 정부의 의료서비스 효율성 증대 및 개방성 확대를 위해 노력 중이며 의료 빅데이터를 활용한 입원 환자 예측 모형 등을 개발하여 병원에서 활용되고 있다.

건강은 생물학적 요인뿐만 아니라 의료제도, 생활습관, 환경의 영향을 받기 때문에(Lalonde, 1974), 보건의료 빅데이터를 활용하여 임상연구의 니즈를 해결하는 것은 건강증진을 위해 중요하다.

우리나라는 보건의료 관련 공개 빅데이터를 <표 4-1>에서 정리한 바와 같이 다양한 기관(국민건강보험공단, 건강보험심사평가원, 질병관리본부, 보건사회연구원, 국립암센터, 통계청, 기상청)에서 축적, 관리하고 있으며, 다른 나라에 비하여 축적되는 데이터의 양과 질이 양호하므로 이를 적극적으로 활용한다면 획기적으로 건강증진을 위한 사회의학적 임상연구들이 가능할 것으로 판단된다. 또한 상기의 기관보유 공개 보건의료 빅데이터 뿐만 아니라 의료기관의 EMR정보, SNS 데이터, 각종 웨어러블 기기로부터 획득할 수 있는 생체자료, 생활 습관, 운동량, 온도/습도 등의 환경 관련 데이터 등도 건강증진을 위하여 활용이 기대되는 데이터이다(표 4-1).

그러나 우리나라에서 생성되는 보건의료 빅데이터는 각 기관에 흩어져 저장 및 관리되고 있고, 서로 연계되지 못하여 가치 있는 분석이 어려우며, 지나치게 엄격한 개인정보보호 규제 등으로 인하여 글로벌 경쟁력 확보에서 걸림돌로 작용하고 있다. 특히 보건의료 빅데이터의 연계 및 활용에 있어서 개인정보보호의 문제는 데이터 활용을 통한 국민건강증진과 보건의료발전 측면의 공적 활용을 위해 개선의 여지가 있는 것으로 판단된다.

표 4-1. 국내 기관보유 공개 보건의료 빅데이터 분류표

요인 기관/소스	생물학적 요인	의료제도	생활습관	환경
국민건강보험공단 건강보험심사평가원	건강검진자료	건강보험청구 지급자료	건강검진자료	수급자 자격DB
질병관리본부	유전체 데이터 코호트자료 인체자원자료	퇴원손상심층 조사자료	국민건강영양 조사/지역사 회건강조사	–
보건사회연구원	–	한국의료패널	한국의료패널	–
국립암센터	암등록자료	–	암등록자료	–
통계청	사망원인자료	–	–	사회경제 통계
기상청	–	–	–	기상 및 환경 관련 자료
의료기관	EMR정보	EMR정보	–	–
SNS	–	–	SNS 데이터	–
웨어러블 디바이스	생체자료	–	생활습관, 운동량 데이터	환경 관련 데이터 (온도나 습도 등)

국내 보건의료 빅데이터 활용에 있어서의 개인정보와 문제점

개인정보란 다른 정보와 결합하여 알아볼 수 있는 것 포함하여 성명, 주민등록번호 및 영상 등을 통하여 개인을 식별할 수 있는 정보를 의미한다. 개인정보 적용대상은 공공기관까지 확대되고 있고, 보호대상이 되는 정보도 전자와 수기 등 모든 형태를 포괄한다.

우리나라의 보건의료 빅데이터 활용을 위한 개인정보 이슈는 개인정보보호법에 의한 규제사항이다. 2011년 제정된 개인정보보호법이 일반법에 해당하므로 타 법률에 특별한 규정이 없는 한 해당법의 원칙이 준수되고 있는 상황이다. 현재는 민감정보 및 고유식별정보 처리시 동의를 받거나, 법령에서 허

용하는 경우만 가능하다. 고유식별정보 암호화 등 안전성 확보가 필요한 상황이다.

개인정보보호법 제58조에 의해 제외가 허용하는 경우는 공공기관이 처리하는 개인정보 중 통계법에 따라 수집되는 경우 혹은 국가안전보장과 관련된 정보 분석을 목적으로 요청되는 경우, 공중위생 등 공공의 안전을 위해 처리되는 경우 등이다. 국내 보건의료 빅데이터 활용을 위한 개인정보 이슈는 의료법, 국민건강보험법, 빅데이터 개인정보보호 가이드라인에 의한 규제사항이기도 하다.

의료법에서는 환자의 진료기록에 대한 수집 및 접근 권한, 진료기록 관리, 개인정보 비밀 유지 등을 규정하고 있고, 의료인 또는 의료기관은 진료를 목적으로 하는 환자의 진료기록부 등은 동의 없이 수집·이용 가능하다. 그리고 의료인으로 하여금 진료기록부 등에 의료행위에 관한 소견을 상세히 기록·서명한 뒤 일정기간 보존을 의무화하고 있다. 그러나 누구든지 정당한 사유 없이 전자의무기록의 개인정보를 탐지하거나 변조 또는 훼손할 수 없다. 국민건강보험법에서는 공단이나 심평원이 건강보험사업의 수행을 위해 의료기관으로부터 진료정보를 제공받을 수 있다고 명시하고 있다. 그럼에도 불구하고 보호에 관한 규정으로 비밀의 유지의무만을 제시하고 있는 상황이다.

빅데이터 개인정보보호 가이드라인에서는 개인정보가 포함된 경우 이를 비식별화 조치 후 수집 및 활용 가능하도록 규정하고 있다. 또한 민감정보는 사전동의와 법률에 허용된 경우만 활용 가능하도록 규정하고 있다.

정보통신망 이용촉진 및 정보보호 등에 관한 법률에 의하면 개인정보 수집은 최소한으로 해야 하며, 민감정보는 정보주체의 동의 또는 법률에 허용된 경우만 수집이 가능하다. 또한 정보주체 동의시 제공이 가능하며 단, 동의 당시의 사항에 변경이 있는 경우 재동의가 필요하다.

전자정부법에 의하면 개인정보는 당사자의 의사에 반하여 사용이 불가하며 행정정보는 필요시 타 행정기관과 공동으로 이용 가능하다. 또한 개인정보의 공동이용은 정보주체의 사전 동의가 필요하나 이는 개인정보보호법에 따라 동의를 받은 것으로 본다.

의료기관 개인정보보호 가이드라인에 의하면 진료목적에 필요한 최소한의 정보만 수집, 수집목적 내에서 이용이 가능하도록 명시한다. 또한 환자별도 동의를 받거나 법령에 근거하는 경우 외 제3자 제공이 불가하나 단, 의사가 환자를 진료하면서 수집하는 정보는 법률에 근거한 정보이므로 목적 내 이용 시 환자의 동의를 필요로 하지 않는다.

우리나라의 개인정보의 비식별화 지침을 보면, 개인정보를 처리할 때 익명에 의하여 처리하는 것이 원칙이지만, 최근 발표된 '빅데이터 개인정보보호 가이드라인'에 따르면 개인정보가 포함된 정보를 비식별화 조치 후 분석하는 경우, 정보주체의 동의 없이도 제3자에게 제공 가능하다고 명시되어 있으며 개인정보 익명화나 비식별화, 암호화는 개인정보를 보호할 수 있는 대안이 되고 있다.

우리나라는 2013년 9월 공공정보 개방·공유에 따른 개인정보 보호 지침을 발표하였으며 공공정보 개방·공유에 있어 개인 식별 가능한 요소를 삭제하고 주기적인 모니터링으로 재식별 가능성을 축소시키는 전략방안을 규정한다. 비식별화 해야 할 개인정보의 범위는 이러하다.

1) 쉽게 개인을 식별할 수 있는 정보: 이름, 전화번호, 주소, 생년월일, 사진 등
2) 고유식별정보: 주민등록번호, 운전면허번호 등
3) 생체정보: 지문, 홍채, DNA정보
4) 기관, 단체 등의 이용자 계정(등록번호, 계좌번호, 이메일 주소 등).

재식별의 경우, 데이터를 제공받은 자가 재식별 가능성에 대해 사후 모니터링을 수행하도록 권고한다. 개인정보 비식별화 매커니즘은 데이터 마스킹을 비롯해 다수 개발되어 있다.

우리나라의 보건의료 빅데이터의 연계 활용 지침을 살펴보면 다음과 같다. 정부의 행정목적 또는 공공기관의 연구를 위해 동의없이 자료를 연계하도록 허용하는 법령이 존재한다. 예를 들어 암관리법 제14조에 의한 암등록통계사업을 위하여 동의 없는 개인정보 처리를 허용한다. 통계자료의 수집 및 작성에 관하여 통계법을 따르며, 통계의 산출을 위하여 처리되는 개인정보는 개인정보보호법 제58조 제1항에 따라 동법이 적용되지 않는 개인정보로 규정하여 개인정보보호법의 예외를 규정하고 있다(박형욱, 2016).

보건의료기술진흥법에 의하여 한국보건의료연구원은 국가 및 공공기관으로부터 개인식별정보 포함한 자료를 제출받아 자료의 통합 작업을 수행할 수 있다고 규정되어 있다.

우리나라의 보건의료 빅데이터 활용을 위한 개인정보보호 관련 이슈들을 정리해 보면, 보건의료분야의 빅데이터 활용이 공공 및 민간의 여러 측면에 기여할 것으로 예상됨에도 불구하고, 개인정보보호에 관한 각종 제도적 문제 등으로 인하여 활용이 쉽지 않은 것이 현실이다. 보건의료 빅데이터 활용은 데이터 수집, 관리, 공개 및 활용을 위한 법적 제도적 뒷받침이 필요한 상황이다.

개인정보보호법은 개인의 권리 보호에 치중하고 있으므로 개인정보의 활용이라는 측면을 간과하고 있다. 이는 타 개인정보관련 법과의 대치되는 문제를 야기할 수 있는 위험이 존재한다. 특히, 공익적 연구 및 임상의학 분야의 보건의료 빅데이터 활용을 통해 국민의 건강과 삶의 질을 향상할 수 있지만 개인정보보호에 대한 논쟁이 상존하고 있다.

가장 기본적인 문제는 개인정보의 유출로 인해서 개인이 피해를 입거나 프라이버시가 침해될 수 있다는 점에서 보건의료 빅데이터 활용을 위한 방안으로 보안의 문제가 해결되어야 한다. 기술의 발전, 정밀의료를 향한 의료패러다임의 변화 등으로 보건의료 빅데이터와 관련한 보안의 개념과 영역은 확대되고 있다. 예를 들어, 자료에 대한 접근이 다양화, 지능화되고 있으며 이로 인한 보안의 복합성이 증대되고 있는 상황이다. 한 언론매체는 "의료 빅데이터 개방하는데 … 주민번호 암호화 허술"이라는 헤드라인으로 보건의료 빅데이터의 활용을 촉진하기 위하여 익명화에 대한 문제 해결이 필요함을 주장하였다. 즉, 외부에 공개되는 환자 의료정보데이터의 익명화 방식이 매우 허술해서 환자의 주민등록번호를 쉽게 추론해 알아낼 수 있다는 것을 지적한 것이다.

[BOX 3] 우리나라의 주민등록번호 해체 손 쉬워…

미국 하버드대 라타냐 스위니 교수 연구팀의 '처방전 데이터 상 공유되는 대한민국 주민등록번호의 익명성 해체' 논문은 한국인 사망자 23,163명의 처방전 데이터에 실린 주민등록번호를 100% 복원하는 데 성공했다.

연구팀은 "우리나라의 주민등록번호는 숫자가 임의로 부여되는 방식이 아니라 생년월일, 성별, 출생 신고 등록 지역 등 정해진 기준에 따라 생성되기 때문에 더 쉽게 풀 수 있다"고 설명하였다. 또한 연구팀은 "환자 의료정보에 개인식별정보를 포함할 경우 의료정보 매매 과정에서 민감한 개인정보가 유출될 수 있으며, 개인식별정보를 암호화하더라도 마케팅 업체나 데이터 분석 업체에 노출될 수 있다"고 지적하였다.

　우리나라의 개인정보보호 관련법들은 일정한 목적을 위하여 자료 연계를 허용하였을 뿐 빅데이터 시대의 자료활용과 개인정보처리의 일반적 원칙을 포괄하고 있지 않다. 뿐만 아니라 민간 보건의료 연구기관이나 연구자에게는 해당되지 않는 개별적 입법례라는 한계가 존재한다. 보건의료 빅데이터는 개인의 사생활보호와 건강증진 사이에서 균형을 찾는 것이 중요하며, 각 국가의 법적 체계를 검토함으로써 우리나라의 규제 체계 개선에 대한 논의가 필요하다.

　보건의료 빅데이터 활용 관련 국외 참고 사례들을 살펴보면 다음과 같다.

OECD의 프라이버시 보호 가이드라인

1980년 OECD는 다음과 같이 개인정보보호를 위한 8가지 기본원칙을 명시하였으며 세계 각국의 개인정보보호 관련 법령과 지침 개발의 기초자료로 활용되어 왔다.

- 수집제한의 원칙: 개인정보는 적법하고 공정한 수단에 의해 그리고 정보주체에 통지 또는 동의를 얻어서 수집해야 한다.
- 데이터 내용의 원칙: 수집하는 데이터는 이용목적에 부합하는 것으로 정확하고 완전하며 최신의 데이터이어야 한다.
- 목적명확성의 원칙: 수집목적을 명확히 하고, 데이터 이용은 수집목적에 합치해야 한다.
- 이용목적의 제한: 데이터 주체의 동의가 있는 경우와 법률의 규정에 의한 경우를 제외하고 수집한 데이터를 목적 이외에 이용해서는 안 된다.
- 안전보호의 원칙: 합리적 안전보호조치에 의해 분실, 파괴, 사용, 수정, 공개 등으로부터 보호해야 한다.
- 공개의 원칙: 데이터 수집의 실시방침 등을 공개하고, 데이터의 존재, 이용목적, 관리자 등을 명시해야 한다.
- 개인참가의 원칙: 데이터 주체에 대해서 자기에 관한 데이터의 소재, 내용을 확인시키고 이의신청을 보증해야 한다.
- 책임의 원칙: 데이터의 관리자는 위의 원칙을 실시할 책임을 부담한다.

유럽연합(EU)의 정보보호법(Data Protection Directive, DPD)

EU는 각국에서 데이터 보호기관을 마련하고 데이터 보호규칙 제안 등에 따라 적절한 감독과 자유로운 유통을 하는 것을 조화하고 있다. 개인정보 처리가 가능한 예외적 사항은 1) 당사자의 동의가 있는 경우, 2) 예방의학, 의학적 진단, 의료서비스 관리 등의 목적으로 필요하고 규정에 따른 전문가나 의무가 있는 사람에 의해 처리되는 경우, 3) 회원국들은 실질적인 공공이익이 존재하는 경우로, 적절한 보호 장치의 제공을 조건으로 동의 없이 처리가 가능하다.

EU는 국민들에 대한 개인 데이터 구매와 판매를 규제하고, 웹사이트가 사용자에게 언제 그들의 데이터를 수집되는지에 대해 전달하고, 사용자가 공개를 거절할 수 있도록 할 뿐만 아니라 더 완화된 프라이버시 기준을 가진 국가에 관련된 회사의 정보 교환도 제한하였지만 보건의료분야의 특수성은 인정한다. EU DPD 제8조 제3항을 보면 예방, 의학, 의학적 진단, 돌봄과 진료, 의료서비스 목적으로 사용하는 경우에 예외를 인정하고 있다. EU RECITAL 34에서는 공공이익과 관련하여 공중보건과 사회보호, 과학적 연구와 정부 통계에 대해 적용 면제사유를 규정하고 있다.

즉, EU회원국에서 적절한 보호 장치를 마련한다면 보건의료 연구를 위한 개인정보를 처리함에 있어서 여지를 만들어 준다. 많은 나라들이 이에 소극적이었지만, 스칸디나비아 국가들은 보건의료 개선을 위한 전략을 찾아 연구자들에게 자료 이용을 허용해 왔다.

EU의 개인정보보호 일반규정(General Data Protection Regulation, GDPR)

기존의 EU 개인정보보호지침(Directive 95/46/EC)에서 보장되었던 접근권을 보다 강화하기 위하여 '잊힐 권리', '정보이동권' 등을 새롭게 규정하였다. 2012년 개정안이 상정된 이후 2015년 12월 15일 유럽연합 28개 회원국이 GDPR 채택에 합의하였다. 2016년 4월 14일에 유럽의회에서 통과되어 2016년 5월 4일 공표되었고, 2년의 유예 기간을 거쳐 2018년 5월 25일부터 각 회원국에 시행될 예정이다. 과거 EU의 개인정보보호법은 강제가 아닌 지침인 반면 개정안은 법적 구속력은 지닌 규정으로 공표하였다.

이는 개인정보 규정을 강화하고 보다 강력한 규제를 시행하려는 움직임으로 판단되지만, 의학연구와 관련된 부분은 예외조항을 제시하였다. 예를 들면, 예방의학, 근로환경, 의약품이나 의료기기 관련, 전염병, 연구와 관련한 통계 목적으로 정보처리가 가능하다.

EU의 개인정보보호법(Data Protection Act 1998)

EU의 개인정보보호지침을 수용한 법률로서 개인정보의 처리에 관한 일반적인 규율을 제공한다. 개인식별이 가능한 정보의 처리에 적용되며, 비식별 처리된 정보는 대상에서 제외된다. 개인정보 처리자가 준수하여야 할 8가지 원칙을 제시하고 있으며, 제1원칙(공정하고 적법한 처리), 제2원칙(목적 범위 내 이용), 제5원칙(보유기한의 제한)이 의료정보와 관련성이 높다. 제2원칙에 의하면 연구 목적에 대해 예외를 인정하며, 연구 목적 이용에 대해 환자의 동의 없어도 기존 의료기록 등 환자의 식별 가능정보를 이용해 역학적 연구에 이용하는 것이 가능하다. 하지만 목적 외 이용의 제한에 관한 부분은 빅데이터 분석을 제약하는 요인으로 관련 내용의 개선이 논의되고 있다.

미국의 의료정보보호법(Health Insurance Portability and Accountability Act, HIPAA)

미국은 개인정보보호에 관하여 개별 산업 영역별로 규정하고 있는데, 의료 영역의 경우 개인정보보호 관련 규칙(HIPAA Privacy rule)을 따른다. 기본원칙은 개인식별이 가능한 개인의료정보를 사용 또는 공개하지 못하지만 1) 규정 내에서 요구하는 경우, 2) 정보의 대상이나 대리인이 서면으로 승인한 경우에 예외를 허용한다.

서명동의 없이 이용 및 공개가 가능한 경우 중 일정한 유형의 연구 활동에 대해 명시하는데, 1) 연구목적으로 기관 심의위원회 또는 privacy board의 승인을 받아 개인 건강정보(Personal Health Information, PHI)이용 및 제공이 가능한 경우, 2) 연구준비를 위해 필요한 경우, 3) 사망자에 대한 연구를 하는 경우이다.

정보사용 및 공개가 허가된 경우는 1) 해당 개인에 대한 공개, 2) 치료, 지불, 의료기관 운영업무, 3) 동의 또는 반대의 기회를 허용한 경우, 4) 공공의 이익과 혜택을 위한 활동, 5) 임시적 사용 및 공개의 경우이다.

이용 시 동의가 필요한 경우는 1) 마케팅 목적, 2) 생명보험에서 장애인 혜택과 관련된 것, 3) 제3자 정보 제공 시, 4) 병원 인명부 사용 시의 경우로 규정하고 있다.

영국의 정보보호법(Data Protection Act)

1984년 정보보호법을 채택한 이후 1998년 유럽연합회원국의 지침을 반영하여 다시 채택하고 있다. 개인정보란 신원을 확인할 수 있는(생존하고 있는) 개인과 관련된 데이터 또는 정보관리자가 보유하고 있거나 앞으로 그러할 가능성이 높은 기타 정보가 있다. 의료서비스 제공자는 비밀유지 의무에 따라 환자의 정보를 제3자와 공유하기 위해 환자의 동의를 받는 것이 원칙이다. 단, 제외가 허용되는 경우는 1) 개인이 정보 공개에 동의했을 경우, 2) 공공의 이익을 위해 필요한 경우, 3) 법률상의 의무가 있을 경우이다.

영국의 공공의료 개혁안(Health and Social Care Act 2012)

영국의 국립보건서비스(National Health Service, NHS)를 대대적으로 개혁하기 위해 제정되었다. 보건의료 데이터의 연계 및 활용을 위한 보건의료 빅데이터 통합센터(Health and Social Care Information Centre, HSCIC) 설립 근거를 제공하였다.

HSCIC는 사회보장데이터를 수집, 저장, 분석하는 독립 조직이다. 영국의 일반의들은 환자의 개인정보 및 의료정보를 HSCIC에 제공할 의무가 있다. HSCIC는 환자의 진료기록 등 환자의 정보를 제공받아 저장, 분석, 가공하여 제3자 및 일반에 제공 및 공개하는 역할을 한다. 다만, 이러한 제공 및 공개는 반드시 국민의 건강 수준 향상, 질병 예방, 보건의료체계의 혁신을 위한 범위 내에서 이루어져야 한다. HSCIC 전략은 모든 시민의 데이터 보호를 보장하고, 공공의 편익을 위한 공유 구조와 기준을 마련하는 것이다. 또한 국가 및 지방의 요구에 부합하는 서비스를 실행하고, 최적기술과 데이터 활용을 위한 지원을 통해 건강 및 의료정보의 접근성을 확대하는 것을 목표로 하고 있다.

Care Act 2012의 개인정보보호가 부족하다는 비판이 제기됨에 따라 개인정보 열람 가능 범위를 제한하는 HSCIC 개정안 Care Act가 2014년 제정되었다. Care Art(2014)에서는 제3자에게 정보를 제공하는 것을 '의료복지서비스의 증진, 혹은 국민건강증진'으로 제한한다. 연구나 신약 개발, 치료방법 개발 등을 위해서는 제3자에 제공될 수 있으나 상업적인 목적으로 제공하는 것은 불가능하다.

　미국과 영국은 개인정보 비식별화 지침을 마련하여 보다 명확한 개인정보 보호 기준을 제시하고 있으며 자율규제 원칙에 따라 비식별화 항목 및 범위를 결정하고 재식별 방지가 이루어지도록 사후 관리를 강조하고 있다.

　미국의 연방거래위원회의 개인정보의 비식별화 가이드라인은 특정한 소비자, 컴퓨터 및 기타 개인을 식별할 수 있는 장치들과 연관될 수 있는 것을 보호 대상으로 규정한다. 특정 개인을 추론할 수 있는 데이터의 삭제, 수정, 'noise' 추가, 통계적 샘플링, 총계처리 등 적절한 방법을 사용하도록 한다. 개인정보 주체에게 재식별하지 않을 것을 공개적으로 약속하도록 하고 제3자에게 비식별화 데이터 제공 시에도 계약상에 재식별 방지를 요구하도록 권고한다.

　의료와 관련된 민감한 개인정보는 보건부가 제시한 별도 가이드라인에서 구체적으로 비식별화를 요구한다. 비식별화가 필요한 12개 개인 식별 인자로는 이름, 주소, 날짜정보(생일, 자격취득일 등), 전화번호, 팩스번호, 이메일주소, 사회보장번호, 의료기록번호, 건강보험번호, IP주소, 생체정보, 얼굴 사진이다. 미국의 보건부 인권사무소(Department of Health and Human Services Office for Civil Rights, HHS OCR)의 의료정보 비식별화 가이드라인은 의료 관련 민감정보의 처리를 위해 미국의 보건부 인권사무소에서 별도의 가이드라인 제시한 바가 있다. 의료보험법 프라이버시 규칙에 따라 보호받는 의료정보의 비식별화 방법은 전문가 결정방법으로 전문가의 식별을 통한 위험을 최소화하기 위해 통계적, 과학적 기법을 적용한다. 또한, 세이프하버방법은 18개의 개인식별자를 제거하는 것이다.

　영국 정보 감독청의 개인정보 비식별화 규약은 개인 식별 항목을 업계에서 자율 판단하도록 규정한다. 개인정보 비식별화를 위한 데이터 마스킹, pseudonymisation, aggregation, derived data items & banding 등의 방법을 제시하고 있으며, 재식별에 대해서는 최소한의 검증을 거친 후 사용제한 및 통제를 통한 철저한 사후 관리를 강조하고 있다. 재식별 데이터의 민감도에 따라 재식별 위험도가 다르므로 데이터에 따라 차등공개를 고려하고 민감한 데이터는 사용제한 및 접근통제 등 보안규정을 마련하여야 한다.

2. 임상연구를 위한 빅데이터 활용 방안

임상연구를 위해서 빅데이터 활용이 증가되고 있는 만큼 국가 차원의 체계적인 인프라 구축과 지원이 필요하며, 빅데이터 활용을 위한 몇 가지 방안들을 제시하고자 한다.

우선 개인정보 수집에 대한 규제를 위해서는 먼저 건강에 관한 개인정보의 역할과 정보보호의 범위를 확립해야 한다. 기존의 개인정보와 관련된 법들은 보호의 측면만을 너무 강조한 나머지 활용의 측면이 무시되고 있다는 지적이 있다. 즉, 다양한 개인정보 관련 법령이 있지만 활용측면을 고려하지 못한 개인정보보호가 관련법들 사이에서 상충하는 부분들에 대한 의견들이 나오고 있다.

- **진료정보 빅데이터 처리의 '목적 외 이용'에 대한 해석(개인정보보호법과 의료법)**

개인정보보호법에 따르면 개인정보의 최초 수집 목적 외 활용이 제한된다. 하지만 진료정보의 빅데이터 처리는 넓은 의미로 진료와 관련되므로 의료법상 의료정보를 활용하는 근거가 될 수 있다는 의견도 있다(공선영, 2015). 영국의 정보보호법에서는 연구목적에 한하여 개인정보의 최소 수집목적과 양립이 가능한 것으로 간주하고 있다(강희정, 2016).

- **개인정보 처리에 대한 권리와 의무 주체(개인정보보호법과 의료법)**

개인정보보호법은 개별법에서 특별법으로 정하지 않는 이상 이 법이 적용된다. 의료법에는 의료인에게 의료정보의 보관의무가 있으나, 개인정보보호법에 의한 개인정보 자기결정권을 우선하여 정보처리 시 사전 동의가 필요하다. EU의 정보보호 기본규칙안에서는 공익을 위한 연구목적일 경우 보안상 의무가 있는 보건의료 전문가가 정보처리에 대한 의무 및 권리를 가진다(강희정, 2016).

• **개인정보보호법과 정보공개법**

정보공개법의 정보공개 원칙에 따르면 공공기관이 보유하는 정보는 공익을 위하여 필요하다고 인정되면 공개 가능하다. 하지만 개인정보보호법에 따르면 모든 개인정보 주체에게 동의를 받아야 하는데 이는 현실적으로 불가능하다. 공공정보 제공기관은 비식별화 조치 후 정보 제공이 가능하지만, 개인정보보호법에 따라 해당 정보만으로 특정 개인을 알아볼 수 없더라도 다른 정보와 쉽게 결합하여 알아볼 수 있는 경우의 정보주체의 동의가 필요하다.

또한 향후 보건의료 빅데이터에서 큰 비중을 차지할 것으로 보이는 웨어러블 기기나 모바일 기기를 통해 수집되는 정보가 '개인정보의 범위에 속하는가?'에 관해 국내 법령에 명시적으로 규정한 바는 없다.

이러한 국내의 법령과 이에 대한 의견들을 보면 첫째, 국내에서는 모바일 기기 또는 웨어러블 기기를 통한 개인정보 수집, 분석, 이용 등에 관해 별도의 법령이나 규제 체계가 존재하지 않기 때문에 기존의 개인정보보호법제에서 출발하여 적용해야 할 원칙을 도출해야 하며, 나아가 개인정보 활용에 대한 예외적 경로를 다양하게 구축해야 한다는 것을 알 수 있다.

둘째, 보건의료 빅데이터의 보안과 관련해서 어떻게 자격을 부여하고 접근권한을 관리할 것인지를 고민해야 한다. 보건의료 빅데이터의 연계/활용을 위해 가장 필요한 기술은 주민등록번호를 암호화하여 비식별화(pseudonymization)하는 것이다. 하지만 개인과 관련된 몇 가지의 추가정보(예. 연령, 지역, 성별 등)를 통해 비식별화된 개인정보가 다시 식별화될 수 있는 위험을 갖게 된다.

그러므로 비식별화된 개인의 추가정보에 대해서는 별도 보관 및 기술적, 관리적 조치가 필요하며 접근에 대해서도 필요에 따라 각기 다른 차등화된 접근권한 부여가 필요하다고 보여진다. 민감수준별 비식별화 수준을 조정하는 등의 비식별화에 따른 제약들을 해결해야 하며, 개인정보처리자에 대한 규정 및 책임 강화가 필요하고 개인정보의 민감 수준별 동의방법의 차등화가 필요해 보인다.

셋째, 개인정보의 비식별화에 대한 법률적 해석, 제3자 제공에 대한 규정을 보다 구체화를 해야 한다. 또한 정보주체에게 충분한 권리를 제공하며 정보주체와 충분히 의사소통을 해야 한다.

국내 개인정보 보호법제의 핵심적인 요소는 동의제도이다. 문제는 동의의 예외규정을 어떻게 설계할 것인가에 있다. '비식별화된 개인정보가 이 문제를 해결할 수 있을 것인가?', '비식별화된 개인정보는 개인정보가 아닌가?', '개인정보가 아니라면 더 이상 '개인정보'로서 별도의 법적 규제대상이 아니라 할 것인가?'라는 질문을 할 수 있다. 개인정보보호법 제18조에서 '다음 각 호의 어느 하나에 해당하는 경우에는 정보주체 또는 제3자의 이익을 부당하게 침해할 우려가 있을 때를 제외하고는 개인정보를 목적 외의 용도를 이용하거나 이를 제3자에게 제공할 수 있다'고 고지되어 있다. 특히, 통계작성 및 학술연구 등의 목적을 위하여 필요한 경우로서 특정 개인을 알아볼 수 없는 형태로 개인정보를 제공하는 경우 제3자 제공이 가능하다. 하지만 '통계작성 및 학술연구 등의 목적을 위하여 필요한 경우'에 대한 경우의 수가 많을 수 있다는 것이 문제이다.

이를 위해 사전적으로 개인정보 취급방침 등 개인정보와 관련된 시스템의 보안 특징 및 개인의 정보가 활용되는 범위를 명확히 해주고 변경이 있을 시에도 개인에게 고지해야 한다. (정보주체의 기대에 대한 고려가 필요할 수 있다. 예를 들어 자신의 개인정보가 공익적으로 사용되는 것을 사용자가 알 경우 개인정보의 기부자가 증가하여 수집이 더욱 용이해질 수 있다.)

또한 사후적으로 정보주체가 '열람청구', '정지, 정정, 삭제, 파기' 등을 요구할 경우 응해야 한다. 적극적이고 효과적인 의사소통을 통해 정보주체의 신뢰(trust)를 어떻게 얻을 것인지 지속적으로 고민하는 것이 무엇보다 중요하다. 특히, 공익적 의학연구 활성화를 위한 개인정보 활용에 대한 인식이 공유되는 것이 필요하다. 개인정보와 공익적 의학연구의 균형있는 관점과 의약연구의 특수성에 대한 이해가 중요하다.

넷째, 보건의료 빅데이터의 연계 및 활용에 관한 지침을 확립해야만 한다. 이러한 조치를 통해 공익적 목적의 연구를 활성화할 필요가 있다.

개인정보보호 측면에 국한된 규제와 데이터 연계에 관한 명확한 지침의 부재로 의료기관간과 공공 연구기관과의 진료정보 전송을 할 수 없으며, 건강보험공단 및 건강보험심사평가원 등이 보유한 데이터를 기타 공공 데이터와 연계할 수 없어 빅데이터 활용이 어렵다. 건강관련 개인정보는 보호해야 할 필요성도 있지만 공익적 목적을 위해 적극 활용해야 할 필요성도 있다. 이러한 상충되는 두 정책을 이해하고 보건의료 빅데이터 활용을 위한 정책을 수립해야 한다.

영국의 정보보호법에 따르면 공익적 연구목적에 한정된 개인정보는 개인정보가 수집된 목적과 양립 가능한 것으로 간주하여 공개 가능하다. 각국의 개인정보 정책은 정보주체의 사전 동의를 전제로 하지만, 공익적 연구에 대해서는 예외적 허용을 적용하고 있다. 공익적 의학연구의 보호를 위한 입법적 조치가 필요하다.

[BOX 4] '공익적' 연구의 범위에 대한 해석
생명윤리법 시행령 제26조 신설 내용 중 국가나 지방자치단체가 직접 수행 또는 연구비를 지원하거나 공익을 위한 연구의 범위의 해석문제가 존재한다. 공익을 위한 연구이지만 국가나 지방단체가 아닌 민간이 연구비를 지원한 경우에 대한 논의가 필요하다.

결 론

제5장

결 론

 건강은 생물학적 요인뿐만 아니라 생활습관, 환경, 보건의료체계(의료제도) 등의 영향을 받기 때문에 사회의학적 관점에서의 임상연구의 필요성이 증대 되고 있다. 또한 이제까지의 사회의학적 연구의 대부분은 문제발견형의 연구 였으며, 문제를 해결하기 위한 연구가 부족하였다. 최근 들어 보건의료 빅데 이터의 활용은 문제해결을 위한 하나의 방편으로 크게 주목받고 있다. 따라서 사회의학적으로 의미있는 임상연구의 수요를 도출하고 그것들의 빅데이터 활 용에 대해 모색해 보았다.

 임상연구의 트렌드를 기반으로 주요 이슈 및 연구수요를 도출하기 위하여 문헌 분석과 전문가 심층 인터뷰의 정성·정량적 연구방법을 혼합해서 적용하 였다. 많은 기존 연구들이 신기술 및 신사업에 대한 로드맵 관련 연구를 실증 을 위한 데이터의 부족으로 브레인스토밍, 전문가그룹 인터뷰 및 델파이 조사 와 같은 정성적인 방법에만 의존하고 있다. 정성적인 방법에만 의존할 경우, 전문가 그룹의 선정과 연구자들의 주관성이 연구결과에 큰 영향을 미칠 수 있어 이를 보완할 수 있는 방법이 필요한 상황이다.

이 책에서는 토픽분석을 기반으로 임상연구의 트렌드를 도출하였으며 이와 관련된 정량적 자료를 피인터뷰자들에게 제공하여 보다 객관적인 정성적 연구(인터뷰)를 수행할 수 있었다. 뿐만 아니라 정량적 분석 결과로부터 도출되는 오류를 정성적 연구를 통하여 수정·보완할 수 있었다. 트렌드를 기반으로 한 사회의학적 임상연구의 주요 이슈 및 연구수요를 도출할 수 있었으며, 토픽분석을 통해 도출된 30개의 키워드 클러스터를 기반으로 제공된 트렌드 중 10개의 주요 이슈와 주요 이슈별 연구수요를 전문가 심층 인터뷰를 통하여 도출하였다.

전체 질환 관리 및 경제성 평가 관련 33개의 연구수요를 도출하였으며 이 중 사회의학적 임상연구 23개를 선정하였다. 또한, 신약 개발 이슈, 예측 인자 중 유전적 소인만을 보는 연구, 질병이행 관련 연구, 비교효과성 관련 연구들을 제거하였다. 또한 선정된 사회의학적 임상연구 23개 중 보건의료 빅데이터를 활용하여 문제해결을 위한 단서를 확인할 수 있는 연구는 14개이었으며, 이 중 7개가 개인수준의 정보연계를 필요로 하고 있었다. 이와 같은 결과는 보건의료 빅데이터를 활용하여 사회의학적 임상연구의 해결책을 모색하기 위해서 개인정보의 활용이 촉구된다는 것을 의미한다.

델파이 조사를 통해서 사회의학적 임상연구의 시나리오의 우선순위를 도출하였다. 해당 시나리오가 1) 효과성), 2) 형평성, 3) 반응성, 4) 지속가능성에 어느 정도의 영향을 줄 수 있는가를 평가의 기준으로 델파이 조사를 시행하였다. 델파이 조사를 기반으로 효과성, 형평성, 반응성, 지속가능성의 각 영역에서 5위까지의 상위랭킹 시나리오 중 효과성에서는 2개, 형평성에서는 3개, 반응성에서는 1개, 지속가능성에서는 4개의 시나리오가 개인수준연계가 필요한 의료기관자료나 암등록자료가 분석을 위해 요구하고 있었다.

이 책을 통해서 결론적인 함의점을 제시한다면 다음과 같다.

첫째, 사회의학적 임상연구의 연구수요는 크게 1) 질환 관리, 2) 경제성평가 관련 이슈로 나누어 볼 수 있었다. 이를 통하여 예방과 관련된 연구의 수요가 큰 비중을 차지하고 있었고, 질환고유의 경제성 평가에 대한 연구수요가 존재한다는 것과 특히 질환특이적 삶의 질에 대한 지표 개발이 필요하다는 것을 알 수 있었다.

둘째, 보건의료 빅데이터를 통한 문제해결을 위하여 개인수준의 연계를 위한 개인정보의 활용이 절대적으로 요구된다는 것을 알 수 있었다. 이 책에서는 14개의 시나리오 중 7개가 개인수준의 연계가 필요한 것임을 보여주고 있다.

셋째, 사회의학적 임상연구의 시나리오의 우선순위를 효과성, 형평성, 반응성, 지속가능성의 영역에서 도출함으로써 관점에 따른 시나리오들의 중요도 차이를 알 수 있었다. 보건의료 빅데이터의 활용이 건강증진을 위한 다양한 프로그램 기획의 단초를 제공한다는 점에서, 관점에 따른 우선순위의 선정은 정책적으로 중요한 고려점이 될 수 있을 것으로 보인다.

본 보고서는 비교적 짧은 연구 기간을 통해 도출한 연구 결과를 기반으로 제시한 것으로 이로 인해, 사회의학적 임상연구의 연구수요 도출을 위한 충분한 전문가 심층 인터뷰를 진행하지는 하지 못하였다. 또한 정성적 연구에서의 소수 의견이 정보의 편향을 일으킬 수 있기 때문에, 보다 많고 다양한 질환 분야 전문가들의 의견을 청취하는 것이 필요하다. 연구수요 도출을 위한 대한민국 의학한림원 정회원을 비롯한 임상 전문가들과의 협력을 강화하는 것이 필요하다.

여기에서는 '한국의학논문데이터베이스'를 기반으로 트렌드를 도출하였으며, 이 데이터베이스는 한국인 학자들이 출판한 국내외 논문들을 포함하지만 해외의 연구동향 역시 고려해야 할 필요가 있다. 따라서, 이 책에서의 트렌드를 해석 시에는 주의가 필요하다. 향후 다음과 같은 연구들을 추진하는 것을 제안해 본다.

첫째, 이 책에서는 수요자 기반의 사회의학적 임상연구의 연구수요 도출과 보건의료 빅데이터를 활용에 대한 연구 프레임워을 제공하였다. 따라서 의학계뿐만 아니라 산업계, 정책, 일반인 등 다양한 수요자 기반의 빅데이터 활용 이슈들을 제공하기 위하여 참고가 될 것이다.

둘째, '한국의학논문 데이터베이스' 기반의 트렌드 도출에 대한 제한점을 극복하기 위하여 각 질환 분야별 Top 저널들을 기반으로 분야별 트렌드와 그에 대한 연구수요를 발굴하는 것이 필요하다.

셋째, 이 책은 한국보건의료연구원의 연구주제 발굴에 활용될 수 있으며, 보건복지부 사업 중 보건의료 빅데이터 R&D 사업에서 빅데이터를 활용한 서비스 모델발굴이나 빅데이터 연계플랫폼 활용을 위한 시나리오 발굴에 활용될 수 있다. 특히, 보건복지부는 보건의료 빅데이터 R&D 사업에서 활용에 대한 8가지 방향성을 제시하고자 한다.

- 빅데이터 연구 네트워크
- 공중보건 및 질병위험 감시
- 관심 집단 질환 관리
- 보건의료 재정 관리
- 의료 질과 안전 평가
- 의료공급자 간 자기 환자정보 공유
- 개인맞춤 건강 관리
- 제약 및 의료기술 발전

앞으로 여기에서 도출된 사회의학적 임상연구수요 트렌드의 내용과 도출된 우선순위가 각 활용 분야의 발전을 위하여 유용한 기초정보로 활용되기를 기대한다.

참고문헌

국내 도서 및 발간물

강희정(2016). 보건의료 빅데이터 활용의 법·제도적 문제점과 개선방안, 산업교육
　　연구소 발표자료.
강희정 외(2015). 보건의료 빅데이터 활용을 위한 기본계획 수립 연구. 보건복지부,
　　한국보건사회연구원. p.390.
공선영(2015). 의료정보 활용기반 마련에 관한 사항; 감사원 답변 의견. 국립암센터
　　내부자료 재구성.
박형욱(2016). 공익적 의학연구 활성화를 위한 법적 제도적 보완, 사회건강문제 해
　　결을 위한 개인정보 활용 대토론회.
신영수 & 김용익(2013). 의료 관리. 서울대학교출판문화원.
이진석(2015). 건강의 사회적 결정 요인 분석 등을 위한 사회의학 기초 연구. 보건
　　복지부.

국내 문헌

문기태, 임상연구에 관하여, 근거와 가치; 2016 June 2(2); 54−56
박병주. 보건의료를 위한 빅데이터의 활용. Journal of the Korean Medical
　　Association. 2014 May 1; 57(5): 383−385.
박자현, 송민. 토픽모델링을 활용한 국내 문헌정보학 연구동향 분석. 정보관리학회
　　지. 2013 Mar; 30(1): 7−32.

정지선. 성공적인 빅데이터 활용을 위한 3대요소: 자원, 기술, 인력. IT & Future Strategy. 2012; 3.

송성진, 윤도근. 델파이 방법을 적용한 노인요양시설의 수급전망에 관한 연구(A Study on the prospection of Long Term Care facilities by Delphi Technique). 대한건축학회 논문집. 1992 Jul; 8(7): 85－93.

해외 문헌

Bae JM, Park BJ, Ahn YO. Perspectives of clinical epidemiology in Korea. Journal of the Korean Medical Association/Taehan Uisa Hyophoe Chi. 2013 Aug 1; 56(8).

Beyer MA, Laney D. The importance of 'big data': a definition. Stamford, CT: Gartner. 2012 Jun: 2014－2018.

Blei DM. Probabilistic topic models. Communications of the ACM. 2012 Apr 1; 55(4): 77－84.

Brown BB. Delphi process: A methodology used for the elicitation of opinions of experts. RAND Corp Santa Monica CA; 1968 Sep.

Bradley CJ, Penberthy L, Devers KJ, Holden DJ. Health services research and data linkages: issues, methods, and directions for the future. Health services research. 2010 Oct 1; 45(5p2): 1468－1488.

Choi NK, Lee J, Park BJ. Recent international initiatives of drug safety management. Journal of the Korean Medical Association/Taehan Uisa Hyophoe Chi. 2012 Sep 1; 55(9).

Carinci F, Di Iorio CT, Ricciardi G, Klazinga N, Verschuuren M. Revision of the European Data Protection Directive: opportunity or threat for public health monitoring?. European journal of public health. 2011; 21(6): 684－685.

Guo, Z., Zhang, Z., Zhu, S., Chi, Y., & Gong, Y. (2014). A two－level topic model towards knowledge discovery from citation networks, knowledge and data engineering, IEEE Transactions on KDa, 26(4), 780－794.

Jeong DH, Song M. Time gap analysis by the topic model－based temporal technique. Journal of informetrics. 2014 Jul 31; 8(3): 776－790.

Lalonde M. A new perspective on the health of Canadians. Ministry of Supply and Services Canada; 1974.

Larson EB. Building trust in the power of "big data" research to serve the public good. Jama. 2013 Jun 19; 309(23): 2443−2444.

Miller MM. Enhancing regional analysis with the Delphi method. The Review of Regional Studies. 1993 Jan 1; 23(2): 191.

Murdoch TB, Detsky AS. The inevitable application of big data to health care. JAMA 2013; 309: 1351-1352.

Murdoch TB, Detsky AS. The inevitable application of big data to health care. Jama. 2013 Apr 3; 309(13): 1351−1352.

Rai SN, Ray HE, Srivastava DK, Barnes C, Cambon AC. Phase II Clinical Trials: Issues and Practices. Biom Biostat Int J. 2014; 1(2): 00008.

Sackman H. Delphi assessment: Expert opinion, forecasting, and group process. RAND CORP SANTA MONICA CA; 1974 Apr.

Kummar S, Rubinstein L, Kinders R, Parchment RE, Gutierrez ME, Murgo AJ, Ji J, Mroczkowski B, Pickeral OK, Simpson M, Hollingshead M. Phase 0 clinical trials: conceptions and misconceptions. The Cancer Journal. 2008 May 1; 14(3): 133−137.

Rubinstein L. Phase II design: history and evolution. Chinese clinical oncology. 2014 Jan 4; 3(4).

Stephenson H. Strategic Research: A Practical Handbook for Phase IIIB and Phase IV Clinical Studies. Chapter 8: Optimizing site performance. Journal of Clinical Research Best Practices. 2008 Feb; 4(2).

해외 도서 및 발간물

Donabedian A. (1973). "Aspects of medical care administration", MA: Harvard University Press.

Evidence and Values in Healthcare 2016 June 2(2): 54−58.

Rubinstein L. et al. Biometric Research Branch, National Cancer Institute.

웹사이트

Clinical Trials & Clinical Research [Hompage on the Internet]. Bethesda, MD:
  National Institute of Child Health and Human Development [cited 2016
  Jun 3]. Available from: https://www.nichd.nih.gov/health/clinicalresearch/
  Pages/index.aspx

NIH. avilable from: https://www.nichd.nih.gov/health/clinicalresearch/clinical−
  trials/Pages/ about.aspx

Rules on Life Ethics and Safety [Hompage on the Internet]. Sejong: National
  Law Information Center [updated 2015 Dec 10; cited 2016 Jun 3].
  Available from: http://www.law.go.kr

부 록

트렌드 1	당뇨병 악화 예방, 당뇨병 발생 위험 요인
키워드	diabetes, mellitus, glucose, type, control
관련 내용	• 당뇨병교육 프로그램 개발 • 소아에서 2형 당뇨의 증가 • 당뇨 자기 관리와 이환 기간 • 2형 당뇨에서 경구혈당강하제의 병용요법 • 신약과 글루카곤 유사체의 효과 • 임신성 당뇨여성에서 당뇨의 발생위험 요인 • 당뇨진단을 위한 검사와 임상적 특징 • 당뇨 환자의 지속적인 증가 • 관리 개선방향 • 흡연과 2형 당뇨병 • 노인인구 증가 • 노인 당뇨병 치료제 및 관리 • HbA1c를 이용한 당뇨병 진단의 유용성 • bariatric surgery 후의 재발 메카니즘 • 당뇨병에서 암과 심혈관질환 예측 인자 • 예방을 위한 고위험군 관리 • 신약의 효과와 안전성 • 2형 당뇨 환자의 삶의 질 관련 요인 • 당뇨병 위험 예측 모델 개발 • 당뇨병 환자의 사회복지 • 연골세포를 이용한 치료법의 효과와 안전성

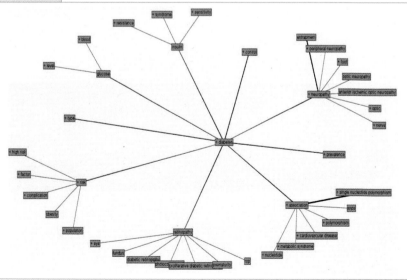

트렌드 2	암 환자의 삶의 질 개선, 표적 치료제 개발
키워드	chemotherapy, efficacy, survival, stage, response
관련 내용	• 암 생존율과 예후 인자 • 말기 암 환자의 생명연장과 삶의 질 • 노인 암 환자 치료, 수술 후 보조요법 시작 시기 • 항암제의 신장관련 부작용 • 진행성 위암분자 표적 치료제의 기대 효과 • 유방암에서 sorafenib의 효능과 안전성 • 유방암 예측 인자 KT−67, 노인 항암제 치료 패턴 • 항암 치료 반응에 대한 예측 인자 • 생존율 예측 인자 • 신약의 효능과 안전성

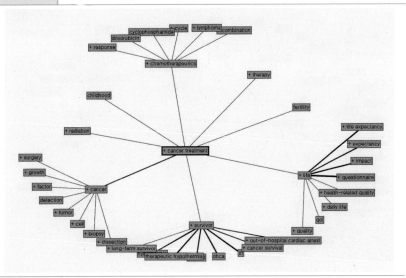

트렌드 3	투석 방법에 따른 효과와 합병증, 혈액투석과 복막투석 현황
키워드	PD, ESRD, dialysis, peritoneal dialysis, hemodialysis

관련 내용	• 노령화와 당뇨 환자의 증가
	• 말기 신부전 환자 증가
	• 복막투석과 혈액투석의 효능
	• 복막투석관의 이동
	• 경제성 평가
	• 복막투석의 합병증
	• 자동 복막투석(APD)의 안전성
	• 투석 생존율
	• 신장이식과 거부반응
	• 복막투석 환자의 예후 예측 인자로서 Peritoneal Protein Clearance
	• 복강경 복막투석 도관 삽입술과 개복 삽입술의 비교, 당뇨병 환자
	  에서의 복막투석
	• 복막투석 환자에서 잔여 신장 기능의 감소의 예측 인자로서 페리틴
	• 혈액투석에서의 합병증, 말기 신부전 환자(ESRD)투석 현황
	• 카테터 관련 출구 감염 원인
	• Type 2 Cardiorenal Syndrome 투석 생존율, C형 간염 환자의
	  복막투석

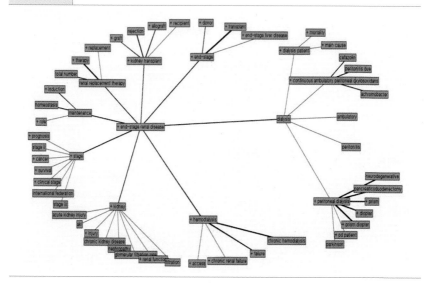

트렌드 4	최소 침습 수술 방법, 인공 관절의 안전성
키워드	fracture, fixation, plate, reduction, screw
관련 내용	• 플레이트 잠금으로 안정화된 간접 저감 기술 • 고령 골절 환자의 증가 • 고령 골절 환자 수술의 치료 효과 • F형 금속판 고정술과 잠김 금속판 고정술의 비교 • 경구용 및 정주용 Bisphosphonate의 사용이 미치는 영향 • 흡수성 플레이트 시스템을 사용한 고정술의 유용성 • 분쇄골절에서 골편간 나사 고정과 금속판을 이용한 치료 • 나사 고정술 후 부작용 • 주상골 골절과 불 유합의 치료 동향 • C-Arm Fluoroscopy 유도하의 안면골 골절의 정복술의 효과 • 최소 침습 수술법 • 전방과 후방 이중금속판의 고정술 • 정복술과 골절 고정방법에 따른 효과 • 최소 침습적 잠김 압박 금속판 고정술의 치료 결과 • 초음파를 이용한 활막염의 진단 • 관혈적 정복술 및 내고정술 치료 효과 차이 • 통증의 초음파 소견 • 슬관절 전치환술 후 발생한 대퇴골 상부 골절

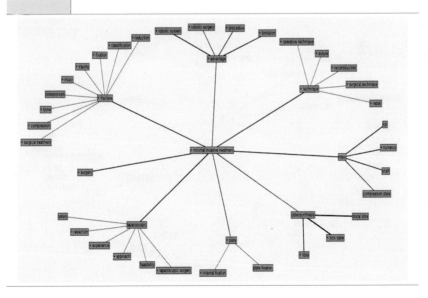

트렌드 5	난치성 질환 줄기세포치료 개발, 줄기세포치료제 규제
키워드	Cell, stem, stem cell, differentiation, expression
관련 내용	• 노인 인구와 알츠하이머 치매 인구의 증가 • 희귀 난치성질환의 치료수요 증가 • 질병 치료제로써 줄기세포의 적용 • 줄기세포 치료 영역 • 근육 유래와 지방 유래 줄기세포의 분화 • 줄기세포의 중개연구 • 배아 줄기세포와 성체 줄기세포의 임상적용 • 치료 효과에 대한 불확실성 • 줄기세포의 기능분화의 기원 • 태반 및 양막 유래 줄기세포 • 소아 소화기질환에서 줄기세포 치료의 성과 • 자기 활성 세포 분리법과 군제 분리법에 따른 줄기세포 재생능력 비교 • 파킨슨 및 허혈성 심장질환 치료 전략 • 줄기세포 치료제의 상업화 승인제도 • 치료제 개발 전략 • 새로운 표적 치료제로써 암세포 줄기세포

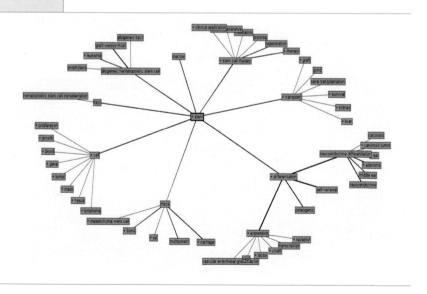

트렌드 6	간 이식 관리 표준, 간경화진단의 바이오 마커
키워드	liver cirrhosis, abscess, NAFLD(non alcoholic fatty liver disease)
관련 내용	<ul><li>간 이식 후 거부반응 평가</li><li>간 이식 후 간농양 등 합병증</li><li>알콜성 간경변, 소아 간 이식</li><li>간경변 환자의 관리</li><li>간 절제술에 대한 복강경 수술과 오픈 절제술 비교</li><li>간 이식 환자의 생존율 영향 인자</li><li>간 이식 후 치료 및 면역억제제의 사용</li><li>간질환의 사회경제적 비용</li><li>비알콜성 지방간 진단과 발생</li><li>인공 간 시스템의 현황</li><li>초음파 탄성영상의 원칙과 임상적용</li><li>B형 간염 환자의 간경화 바이오 마거로써의 serum transferrin</li><li>비알콜성 지방간질환에서 간암의 발생기전</li><li>간 이식 후 관리 프로토콜</li><li>간 이식 환자의 삶의 질과 영향 인자</li><li>간 절제술 후 간부전의 예측 인자</li></ul>

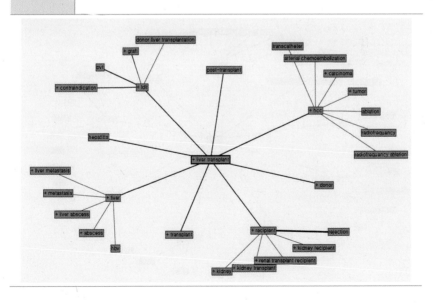

트렌드 7	소아 간질환아의 사회 적응, 병변의 예후 인자
키워드	brain, seisure, headache, epilepsy, function
관련 내용	• 난치성 뇌전증 치료를 위한 심부뇌자극술 • 저나트륨혈증으로 인한 가역성 뇌증증후군 • 대뇌피질 병변과 예후 인자 • 특발성 소아간질의 인지기능 평가 • 국소 간질 소아에서 간질파 형태와 뇌병변과의 상관관계 • 난치 간질 환자와 해마 용적 • 소아청소년기 발작의 원인질환으로서의 유기산 대사이상질환 • 신생아 경련의 예후 예측 • 열공경색과 파킨슨병 환자의 인지기능 저하 • 항암제 유발 뇌병변 • 전해질장애와 발작 관계 • 수두 대상포진과 바이러스뇌염 • 학령기 발작 아동의 사회적응

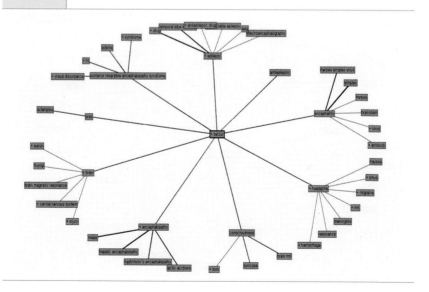

트렌드 8	갑상선 유두상암 재발, 전이 예측
키워드	node, lymph, metastasis, dissection, lymph node
관련 내용	• 갑상선 유두상암의 재발 • 미세 유두암종으로 진단 받은 환자군에서의 수술 후 잠재 림프절 전이 가능성 • 위암 위치에 따른 림프절 전이 • 액와 림프절 전이 유방암 환자에서 센티널 림프절 생검의 타당성 • 갑상선암의 측경부 림프절 전이 예측을 위한 전산화 단층촬영 • 직장암의 생존에 전이성 림프절 비율의 예후 영향 • 유방암 환자에서 림프 부종을 방지하기 위한 Axillary Reverse Mapping 이용 • arm node 보존 수술의 효능 • Distribution Weighted Prognostic Scoring Model의 유용성 • 유방암의 액와 림프절 전이 확인을 위한 초음파 및 초음파 유도 needle aspiration 세포학의 효율성 • 분화 갑상선암에서 측경부 림프절 절제술의 범위 • 위암에서 7th UICC TNM Staging System의 평가 • 림프절 전이 패턴 및 전이 예측

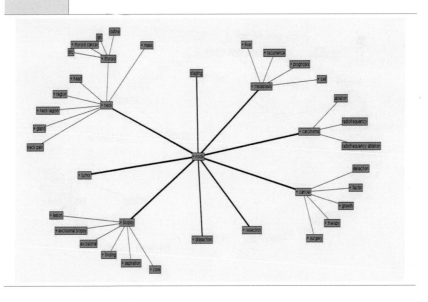

트렌드 9	개인 맞춤형 치료제 개발, 유전정보 이용 고위험군의 관리
키워드	gene, mutation, polymorphism, analysis, expression
관련 내용	<ul><li>신경섬유종증과 NF1 유전자의 돌연변이 분석</li><li>파킨슨병의 유전학의 임상적 측면</li><li>유전자 변이로 인한 질병의 발생</li><li>p53 변이와 유방암 패턴, 암 발생과 유전자 변이</li><li>임신성 당뇨병 확인된 유전자</li><li>특정 유전자와 질병의 발생 예측</li><li>천식 예측 바이오 마커</li><li>유전자를 이용한 신생아 질병의 조기진단</li><li>유전정보를 이용한 고위험군 관리의 과학적 근거</li><li>개인정보의 윤리적 문제</li><li>유전자정보의 활용 범위</li><li>개인 맞춤형 치료제 개발</li></ul>

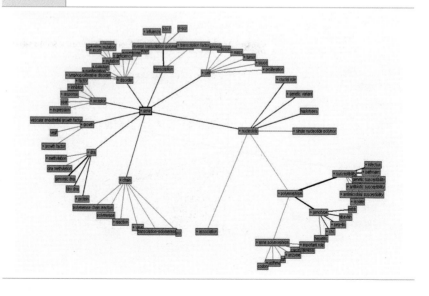

트렌드 10	재료에 따른 인공 고관절 치환술의 효과와 안전성
키워드	hip, arthroplasty, total hip arthroplasty, stem, cementless
관련 내용	• 고령 고관절 골절 환자의 무시멘트형과 시멘트형의 결과 비교 • 인공 고관절 치환술과 예후 • 하이드록시코팅의 장기 결과 • 세라믹−세라믹형 인공 고관절 전치환술 • 무시멘트형 Fiber Metal Taper® 대퇴 스템을 이용한 인공 고관절 전치환술 • 제3세대 알루미나−알루미나 세라믹 관절면을 이용한 무시멘트 인공 고관절 전치환술의 치료 효과 • 재치환술에서 조립형 무시멘트 대퇴 스템 사용의 안전성 • 인공 고관절 치환술 후 발생한 탈구의 원인 • 인공 고관절 치환술과 부작용 • 36−mm Femoral Heads를 이용한 고관절 전치환술, • 조립형 대퇴 스템의 유용성 • 고관절 전치환술 후 정맥혈전 색전증 예방을 위한 항응고제 사용의 안전성 • 인공 고관절 재치환술 시 비구 골 결손에 사용된 저온 냉동 동종골의 이용 • 세라믹 샌드위치 라이너와 3세대 Zweymuller 주대를 이용한 전치환술

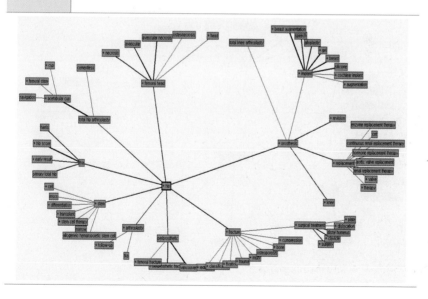

트렌드 11	국소 신경 차단술을 이용한 통증 관리
키워드	nerve, palsy, neuropathy, schwannoma, tunnel
관련 내용	• 견관절 수술시 국소 신경 차단술(초음파 유도 하 중재술)을 이용한 통증 관리 • 골절 동반 신경마비 검사의 유용성 • 외상성 안구운동 신경마비 진단을 위한 MRI, 기관지 및 두경부 신경초종 • 안면 신경마비 및 안면통증으로 나타나는 전이성 간세포암 • Bell's palsy와 비호지킨 림프종 구분 진단 • 신경이식술과 합병증 • 눈 대상포진 동반질환 눈 돌림 신경마비 • 측두골 골절 후 발생한 안면마비 환자의 안면신경 감압술 • 섬유소 접착 코팅 콜라겐을 이용한 안면 신경기능의 보존 • 허혈성 3, 4, 6번 단독 뇌신경마비 환자의 위험 인자 및 예후 • 급성 면역관련 신경마비 진단을 위한 anti-GQ1b antibody test • 안면 신경마비의 원인과 치료방법 • 골절과 신경마비의 관련 인자 • 신경근 차단술의 유용성 • 좌식 수면 후 발생한 좌골 신경마비 • 손목터널증후군의 초음파 소견

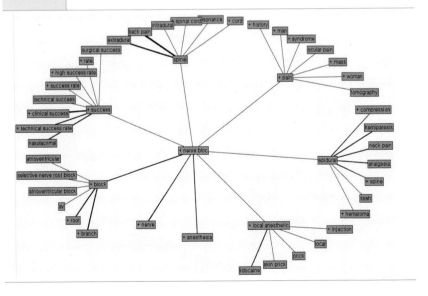

트렌드 12	심근경색 시 관상동맥 우회술과 스텐트, 심부전의 진단
키워드	artery, coronary, angiography, occlusion, fistular
관련 내용	<ul><li>급성 심근경색에서 경피적 관상동맥 중재술</li><li>관상동맥 스텐트 삽입술 후 심실 중격 결손</li><li>기관지 확장증에 동반된 관상동맥과 기관지동맥 사이의 혈관루 진단을 위한 Multi detector CT 및 관상동맥 조영술</li><li>Celiac Axis 협착과 관상동맥 우회술</li><li>컴퓨터 단층촬영 및 혈관 조영술을 이용한 Persistent Primitive Olfactory Artery 진단</li><li>선천성 관상동맥 기형 진단 검사로써 관상동맥 컴퓨터단층 촬영</li><li>관상동맥질환과 골다공증성 척추 골절과의 상관관계</li><li>협착된 관상동맥의 직경 변화 측정</li><li>베흐체트병에서 폐동맥 협착에 의한 중증 폐동맥 고혈압의 풍선 성형술의 효과</li><li>관상동맥기형에 기인한 MI와 PSVT</li><li>관상동맥 혈루 진단을 위한 Contrast Echo−A</li><li>경동맥협착증의 초음파 판정 기준</li></ul>

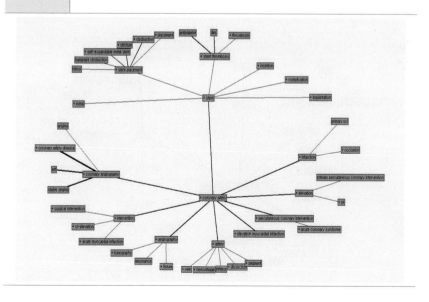

트렌드 13	양성 전립선 비대증 환자의 삶의 질, 최소 침습수술법
키워드	BPH, prostatic, hyperplasia, prostate, benign prostatic hyperplasia
관련 내용	• BPH 치료를 위한 Photo selective Vaporization • BPH증상 • 양성전립선 비대증 환자에서 전립선의 요도 절제술의 효과 • 하부요로증상 치료제(α 1A – Adrenoceptor Blocker Silodosin)의 효과 및 안전성 • BPH에서 Propiverine 및 5 – Alpha Reductase Inhibitor 효과 • 전립선 비대 치료제의 성기능 영향 • BPH 환자 치료에서 Conventional Transurethral Resection (TURB)와 Transurethral Resection of the Prostate in Saline (TURIS)와 TURIS – Plasma Vaporization 치료 효과 및 안전성 비교 • 삶의 질 측면에서 야뇨증의 영향 • BPH에서 전립선암 발생 • 최소 침습술과 TURP의 효과 및 안전성 • Causal Bayesian Networks을 이용한 BPH 수술 적용 • 대사증후군 및 양성 전립선 비대증의 인과 관계

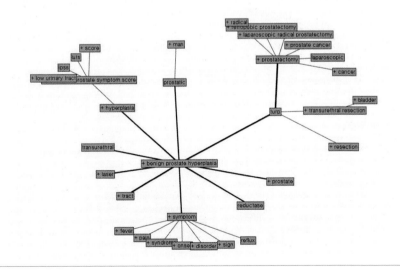

트렌드 14	폐암 절제술과 예후 예측 인자, 폐암 분자 표적 치료
키워드	lung, lung cancer, chest, metastasis, nsclc
관련 내용	<ul><li>동시성 중복암(폐암과 위암)과 동시성 단독(폐암) 전이(위암) 구분</li><li>폐암의 선별 검사</li><li>흡연과 폐암의 상관관계</li><li>Oligo metastatic Non-small Cell Lung Cance에서 Stereotactic Ablative Radiotherapy의 효과</li><li>폐암과 JAK 3의 유전자 다형성 관련성</li><li>폐이식에서 체외 폐 관류 모델의 적용</li><li>최소 침습 폐암 수술</li><li>폐암의 분자 표적 치료</li><li>폐암 치료 Gefitinib의 안전성</li><li>진행성 노인 폐암 항암요법</li><li>DCUN1D1 면역 조직학적 발현과 비소세포폐암과의 상관관계</li><li>저선량 CT를 이용한 폐암 검진</li><li>폐 전절제술 후 중요 예측 인자로써 Claudin 4</li><li>주변부 폐암에서 기관지 세척액을 이용한 MAGE 유전자 검사법</li><li>폐암 감수성과 생존율</li><li>폐암-악성 흉막 삼출액의 miR-134 miR-185 miR-22 레벨의 진단 가치</li><li>폐암에서 p53의 단백질의 증가를 통한 c-Met Signaling Induces Apoptosis 차단</li></ul>

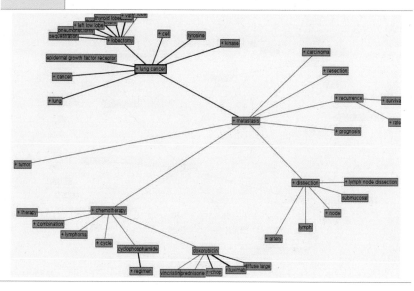

트렌드 15	갑상선 결절의 치료, 진단의 정확성을 위한 가이드라인 개발
키워드	nodule, thyroid, thyroid nodule, aspiration, thyroid nodule
관련 내용	• 갑상선 결절의 초음파 소견 • 초음파 유도 하 세침흡인세포 검사 • 갑상선 결절의 치료 필요성 • 갑상선 초음파 검사의 정밀한 해석을 위한 초음파 응용프로그램 • 양성 및 악성 갑상선 결절 구분을 위한 US classification system • 갑상선 결절의 석회화와 갑상선암의 상관관계 • 갑상선 결절의 진단, 갑상선 결절의 비수술적 치료 • 갑상선 결절의 진단에 있어서 ThinPrep® 액상세포 검사의 유용성 • 초음파 유도 흡인 기술에 따른 불충분 갑상선세포 검사 발생 • 세포적 합성과 진단 정확성 • Core Needle Biopsy 후의 합병증 • Needle Biopsy 가이드라인 • 양성 갑상선 결절의 고주파 절제술 • Bethesda system의 유용성 • 혈청 CA 19－9 증가와 갑상선 유두암 • 갑상선 악성 종양 예측을 위한 혈청 TSH와 목 초음파의 유용성

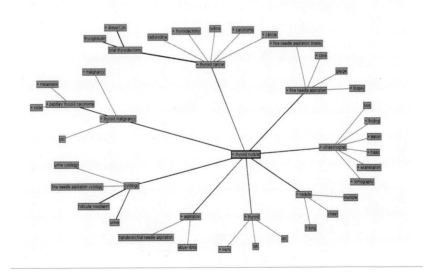

트렌드 16	대체 한방요법, 항체 약물의 효과와 안전성
키워드	asthma, airway, rhinitis, allergic rhinitis, inflammation
관련 내용	• 대기오염과 천식 환자 발생률 • 알레르기 비염 및 천식 환자의 진단법 • 천식 환자에서 호기 Nitric Oxide와 흡기 코르티코스테로이드 관련성 • 아토피 피부염에서 천식으로의 이행 • 천식 환자에서 비염 발생 예측, 난치성 천식 스테로이드 치료 • 알레르기성 천식의 면역학적 접근 • 집 먼지 진드기와 알레르기성 천식 • 알레르기 비염 환자의 혈청 YKL-40의 유용성 • 미취학아동의 알레르기와 심리적 요인 • 음식 섭취와 알레르기 반응 • 아토피와 기관지 과민성과의 관계 • 알레르기의 지역 특성 • Immunomodulatory Therapy와 같은 천식의 새로운 치료제의 안전성과 효과성 • 항체 약물의 난치성 천식 악화 예방 효과, 아동 천식에서 Phenotype과 endotype • 아동에서 vit D와 천식의 관계, 알레르기 환자의 대체 한방요법

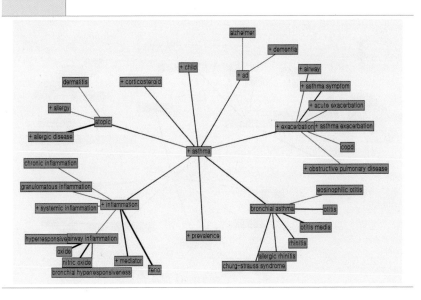

트렌드 17	고혈압 자기 관리를 위한 가이드라인, 소아고혈압의 증가
키워드	blood, pressure, hypertension, blood pressure, intraocular pressure (IOP)
관련 내용	• 뇌졸중 예방과 혈압 조절 • 고혈압 자기 관리를 위한 가이드라인 • 고혈압 환자의 행동 변화를 위한 의료인의 교육 • 혈압 유지를 위한 약물의 효과 • 당뇨가 있는 고혈압 환자의 혈압 목표 • 고혈압과 마그네슘 보충제의 효과, 고혈압과 안과 질환, • 고혈압 전단계 관리 • 고혈압 고위군 관리의 과학적 근거 • 항고혈압제 단일 처방 선택 후 혈압 조절률과 처방 변화 양상 • Telmisartan과 Valsartan의 효과 비교 • 혈액투석 환자에서 부종 지수와 활동혈압의 상관관계 • 소아고혈압의 발생률, 환자별 목표 혈압 • 고혈압 약물의 단독 투여 또는 병합 투여 • 상완 혈압 모니터의 측정의 정확성 • 심혈관질환에서 앤지오텐신 II 수용체 차단제의 사용 • 고혈압의 최신 지침과 약제의 선택, 고혈압과 저염 식이

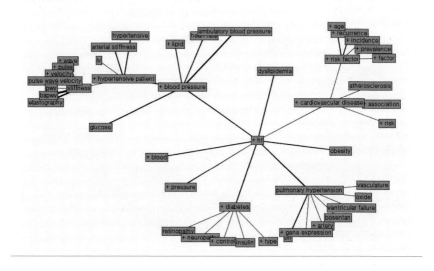

트렌드 18	신장이식 합병증과 예방, 공여자 기준
키워드	transplantation, kidney, donor, graft, recipient
관련 내용	• 신장이식, 공여자 선택과 위험도 평가, 공여자의 기준 • donor scoring systems(Nyberg's donor) • 고 HBV 레벨 신장 이식 후 HBV 재 활성화 예측 • 뇌사자 신기능 평가 • Kidney Donor Risk Index의 유효성 • Rituximab와 혈장교환을 사용한 ABO 혈액형 부적합 생체 신장이식의 안전성 • 신장 이식 후 거부반응, 신장 이식 후 합병증 • 이식 후 신기능을 위한 living donor kidney volume 계측 • 장기 제공 전 뇌사자의 관리 • 신장 공여자와 수혜자의 수요 공급의 gap 요인 • 뇌사자의 장기 구득 체계 • 신장이식에서 유지 면역억제제로서 Tacrolimus/MMF와 Cyclosporin/MMF의 장기 효과

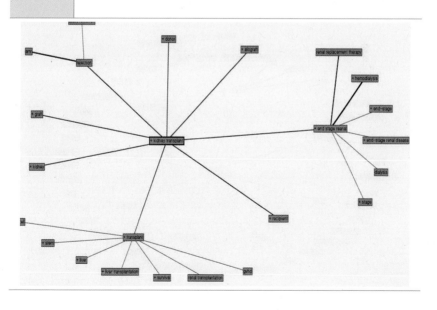

트렌드 19	정맥혈전 용해술과 수술요법, 재소통률
키워드	vein, thrombosis, deep vein thrombosis, extremity, DVT
관련 내용	• 고도 비만, 폐동맥 색전증 • 심부정맥혈전의 치료 • 하지 심부정맥혈전증과 내장 정맥혈전증 • 하대정맥 형성부전과 재발 심부정맥혈전증 관련성 • 유도 카테터를 이용한 흡입 제거술의 유용성 • 동맥 혈전용해술과 항응고 치료 • 혈전 후 증후군의 예측 • 혈전 용해술과 수술요법의 병용 • 골반 외상 환자에 있어서 정맥 혈전색전증의 빈도 • 간헐적으로 순차 공기 압축 장치의 효과 • 심부정맥혈전의 예방 • 하지 심부정맥 혈전증의 내 소통률에 영향을 미치는 예측 인자

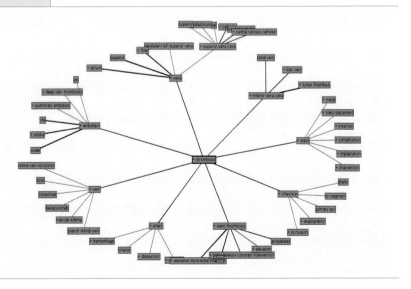

트렌드 20	간염 예방접종효과, 보균자의 간염 악화 예측
키워드	hepatitis, virus, influenza, infection, hpv
관련 내용	• 바이러스 간염의 예방, 예방접종의 효과 • 음주와 바이러스 감염 • 급성 췌장염에서 Epstein－BarrVirus Infection와 담즙성 간염의 관계 • A형, B형, C형 간염의 임상적 특징 • B형과 C형 간염에 대한 peginterferonalfa와 ribavirin 치료 효과 • B형 간염의 역학과 예방 • 만성 B형 간염 보균자에서 간염의 급성 악화 예측 • 혈액투석 환자에서 HbsAg 자연 소실, 임산부의 B형 간염 • C형 간염 바이러스 수명 주기 • 간 이식과 C형 간염 재발 • 간염 B 바이러스 항체 전달 벡터로서 재조합 인플루엔자 바이러스 • 엡스타인－바 바이러스 재활성화가 소아 급성 A형 간염에 미치는 영향 • 급성 A형 간염 진단을 위한 다중 중합 효소 연쇄 반응 검사

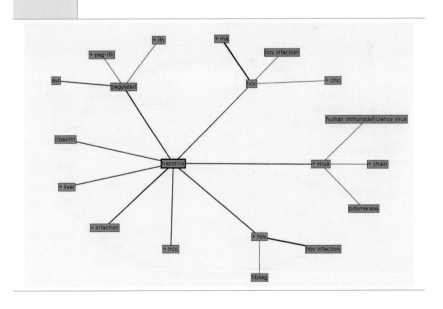

트렌드 21	초음파 유도 스텐트 시술, 생분해성 스텐트 및 약물 방출 스텐트 효과
키워드	stent, obstruction, placement, intervention
관련 내용	• 난치성 식도 협착에서 플라스틱 및 생분해성 스텐트 치료 • 다양한 스텐트의 효과 비교 • 일차 경피적 관상동맥 중재술에서 약물 방출 스텐트와 베어 메탈 스텐트의 혈관 내 초음파 유도 이식의 장기 결과 • 국내 약물 방출 관상동맥 스텐트의 사용 • 악성 담도 폐색의 금속 스텐트와 플라스틱 스텐트의 효과 비교 • 말기 소화기암과 비뇨기암에서 스텐트의 고식적 치료 • 급성 심근경색 환자에서 항 혈소판 에이전트 약물 방출 스텐트의 스텐트 혈전증 • 스텐트의 부작용 • 악성 대장 폐색에서 확장 금속 스텐트 배치 후 대장 천공 증가 • 말기 상대정맥증후군에서 Covered Stent의 효과 • Dual Drug−Coated Stent Abciximab and Alpha− Lipoic Acid • Porcine Coronary Restenosis Model • 악성 위 출구 폐색 환자에서 자가 확장 금속 스텐트와 Gastrojejunostomy의 중재 효과 비교

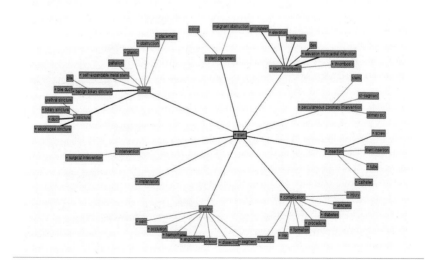

트렌드 22	약물 부작용 모니터링, 의약품 안전 관리
키워드	drug, reaction, tuberculosis, chain, hypersensitivity
관련 내용	<ul><li>약물 부작용, 사회적 부담과 관리 방안</li><li>약물 상호작용과 병용금기 약물, 약물 과민반응(항생제, 아스피린, NSAID)</li><li>의약품의 안전 관리</li><li>모니터링을 위한 빅데이터의 활용</li><li>약제 내성 폐결핵의 치료</li><li>한국 의약품 안전 관리원의 역할</li><li>약물 유발 검사의 유용성</li><li>Risk Evaluation and Mitigation Strategies(REMS),</li><li>Vaccine allergies, 분자 표적 치료제의 문제점</li><li>다양한 항히스타민제에 대한 과민반응</li><li>과민반응의 면역학적 특징</li><li>약물의 남용과 의존</li><li>유해사례 자발 보고자료</li><li>의사의 약물 오남용</li><li>적절한 항생제의 사용</li></ul>

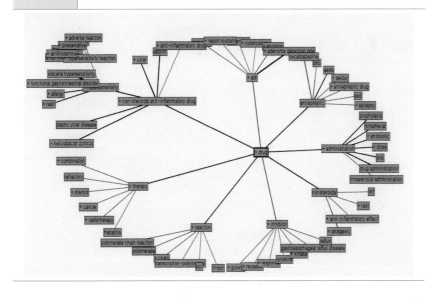

트렌드 23	슬관절 전 치환술 후 위험인자, 무릎관절의 주사와 흡인요법
키워드	knee, arthroplasty, joint, total knee arthroplasty, ligament
관련 내용	• 슬관절 전 치환술에서 LCS 모바일 베어링 회전 플랫폼 무릎 시스템과 PFC 시그마 RP−F 모바일 베어링 무릎 시스템의 임상 효과 비교 • 슬관절 부분 치환술 비교 • 부유 슬관절 환자에서 결과에 영향을 주는 인자 • 전방−후방 글라이드 LCS 모바일 베어링 시스템의 수술 결과 • 전 치환술 후 위험 인자 분석, 수술 후 감염 • 슬관절 전 치환술 후 정맥혈전증 예방 목적의 약물 사용의 안전성 • 후방 십자인대 보존형 슬관절 전 치환술 • 골다공증 환자에서 슬관절 전 치환술과 함께 발생하는 발목 골절 • 전 치환술 후 합병증 예방방법 및 효과 • 무릎관절의 주사와 흡인요법 • 인공 슬관절 전 치환술 시 대퇴 골두 중심 계측의 정확성 및 대퇴 치환 물 정렬의 평가 • 인공관절 치환술 후 발생한 대뇌 지방색전 증후군

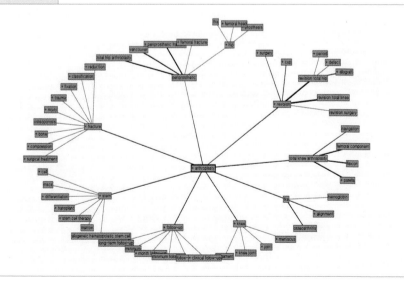

트렌드 24	보청기와 인공와우 이식술, 난청 판정 기준 개발
키워드	loss, hearing, subject, ear, tinnitus
관련 내용	<ul><li>노인 인구의 증가에 따른 보청기 사용 증가</li><li>청력손실이 인지 행동에 미치는 영향</li><li>노인성 난청 환자의 청각재활 치료의 효과</li><li>감각신경 난청 요인, 중이염 수술의 효과</li><li>인공와우 이식술의 효과와 부작용</li><li>난청 분자 유전자 진단</li><li>보청기의 효과</li><li>난청의 치료 원칙</li><li>이명증과 난청, 청력도의 특성 분석 및 소음성 난청의 판정 기준 적용 분석</li><li>와우 이식술 후 뇌막염 발생의 상관관계</li><li>고실 내 스테로이드 주입술과 청력 개선 효과</li><li>와우줄기세포 연구, 난청과 신체질환의 발견</li></ul>

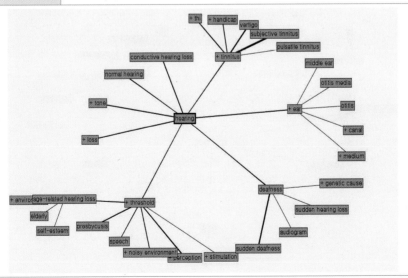

트렌드 25	공황장애 환자 증가, 정신건강질환자의 삶의 질 측정도구
키워드	disorder, stress, symptom, depression, anxiety
관련 내용	• 우울증의 평가 척도, 스트레스와 신체증상 • 비만과 우울증과의 관계, 공황장애 환자의 사회 부적응 • 대형사고 수의 증가, 외상 후 스트레스장애 환자의 중증 불안으로 이환 • 공황장애 환자의 삶의 질과 기능장애 영향요소 • 약물 치료의 효능과 부작용 • 공황장애 경험 환자 증가 • 아동기 학대 경험과 우울 및 불안장애와의 관계 • 정신건강증진과 정신질환 예방 • 인터넷 게임중독 치료 프로그램 개발 • 공황장애 환자의 삶의 질 측정도구 EuroQol의 유용성 • 약물 부작용으로 인한 우울증 • Anti-Enteric Neuronal Antibodies와 과민성 대장 증후군 • 39-Item 파킨슨병 설문지의 번역과 검증 • HIV 등 질병 요인 우울감, 한국판 Beck 우울척도 • 우울증과 스트레스와 자살 • 자살 예방 사업의 성과, 청소년과 노인자살의 차이

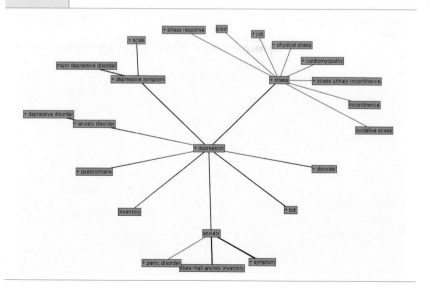

트렌드 26	뇌졸중 환자의 기능 예후 예측 인자, 뇌졸중 조기 발견 검사
키워드	stroke, infarction, acute ischemic stroke, ischemic stroke. day
관련 내용	• 심근경색 치료 지연이 사망률에 미치는 영향 • 장기 생존 영향 예측 인자 • 발작성 심방세동을 가진 환자에서 동시에 급성 허혈성 뇌졸중 및 비 ST 상승 심근 경색 발생 관계 • 악성 중간 대뇌 동맥 경색 진행 예측 인자 rCBV ratio • 급성 뇌졸중 구제 치료 시간 • 혈전 용해술 시행의 안전성 • 급성 허혈 뇌졸중 환자에서 기능 예후의 예측 • 뇌출혈 조기 발견을 위한 검사 • 권역심뇌혈관질환센터 사업과 성과 • 노인 급성기 허혈성 뇌졸중의 치료 결정 요인 • 뇌경색 중증도 마커로서 혈청 S100B 단백의 유용성 • 뇌졸중의 중증도와 장애 정도 예측 • 혈액 흐름, 행동, 그리고 생존을 위한 매개 변수의 평가

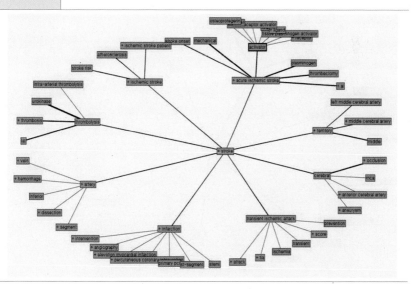

트렌드 27	화상 부위, 피부이식, 화상 치료 민간요법
키워드	graft, wound, skin, burn
관련 내용	• 화상 환자의 피부이식 • 피부 공이 여부 치료를 위한 드레싱 재료의 효과 비교 • 동종 이종 간 피부 이식술의 안전성, Matriderm and Skin Graft 를 이용한 하지 손상 관리 • 피부 결손 모델과 상처 치유 과정 • 화상 치료에서 프로시아디딘이 포함된 드레싱의 치료 효과 • 화상 치료 민간요법의 효과 • 피부이식술 후 고식적 봉합 붕대법과 실리콘 판법의 비교 • 피부이식 생존을 높이기 위한 방법 • 비후성 반흔 치료를 위한 레이저의 효과 • 창상 치료방법에 따른 효과 • 슬관절 전 치환술 시 얻은 동종 골을 이용한 골 이식술의 유용성 및 안정성 • 화상 환자의 감염과 통증

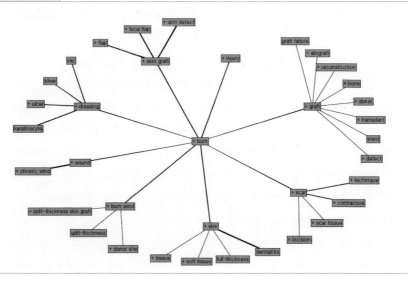

트렌드 28	세포 치료제의 치료 반응, 성장 호르몬의 효과와 합병증
키워드	factor, growth, receptor, development, prognostic factor
관련 내용	• VEGF 비 바이러스성 유전자 치료와 EGG의 비교 • Plasminogen Activator Inhibitor Type 1(PAI-1) A15T Gene Polymorphism 예후 인자 • 폐암에서 Erlotinib와 Gefitinib 치료 반응 • 비소세포폐암에서 EGFR 염기서열 분석법의 치료 반응 예측 • Epidermal Growth Factor Receptor-Tyrosine Kinase Inhibitors • 에를로티닙과 라파티닙의 효과와 안전성 • 비소세포폐암의 조직 검사 및 돌연변이 검출 전략 • 소아기 성장호르몬 결핍증 • 성장호르몬 치료의 효과와 안전성 • 청소년기에서 성인기로의 이행기의 관리

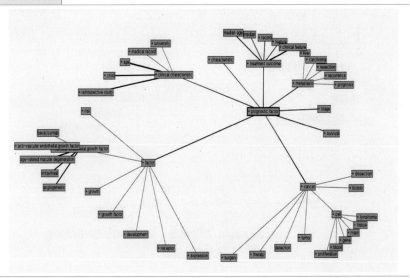

트렌드 29	당뇨 환자의 생활 습관, 소아비만 알코올성 지방간 유병률
키워드	insulin, resistance, insulin resistance, obesity, metabolic syndrome
관련 내용	• 인슐린 저항성과 비알코올성 지방간의 관계 • 비만 인구의 증가로 인한 만성질환의 증가 • 비알코올성 지방간 발생 관련 유전자 • 인슐린 저항성의 측정방법 • 당뇨 환자의 영양과 생활습관 • 대사증후군과 치매 • 고혈압 등 질환 발생 관계 • 인슐린 저항성과 C형 간염 • 비만 아동에서 비알콜성 지방간의 발생 예측 인자 • 혈청 알부민과 인슐린 저항과 당뇨병 발생 사이 연관성 • 폐경과 관련된 비만과 대사증후군 • HOMA－IR과 대사 위험요소와의 연관성 • 고도비만 환자의 골격근 인슐린 저항성의 변화 • 비만수술과 운동의 효과

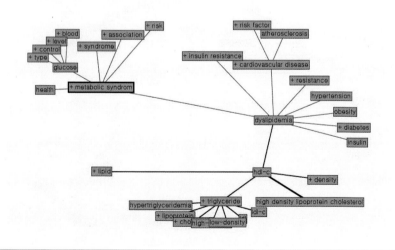

트렌드 30	고주파 열 치료의 효과와 안전성, 간암 예후 인자
키워드	HCC, carcinoma, hepatocellular,hepatocellular carcinoma, ablation
관련 내용	<ul><li>암세포 치료에서 고주파 열 치료술</li><li>고주파 열 치료술의 부작용</li><li>수술적 절제술과 고주파 열 치료술의 효과</li><li>초음파 유도 고주파 열 치료술의 효과</li><li>간 절제술에서 오픈 절제술과 복강경 절제술</li><li>간암 화학색전술의 효과성과 안전성</li><li>간암 화학색전술과 RFA 병용 치료</li><li>sorafenib과 경동맥 화학색전술 병합 치료</li><li>간세포암의 평가에 있어 선형 혼합 기법과 비선형 Moidal 기법의 비교</li><li>간 절제술 후 간암의 예후에 영향을 미치는 요인</li><li>간암 화학색전술 치료 예후 영향 인자 혈청 C−reactive protein level</li><li>간 세포암에 대한 새로운 예후 인자: 단백질 이황화 이성화, B형 간염 감염과 간암</li></ul>

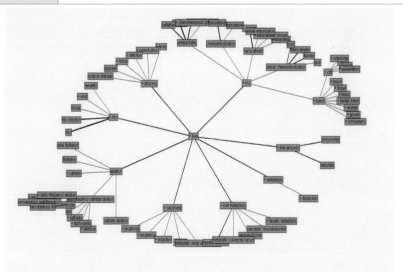

초판발행	2017년 12월 29일
발행처	사단법인 대한민국의학한림원
발행인	정남식
전 화	02)795-4030
f a x	0502-795-4030
e-mail	namok@kams.or.kr
homepage	http://www.namok.or.kr
정 가	15,000원
ISBN	979-11-88899-02-9

NAMOK-P20

제작 · 판매	(주)박영사
	서울특별시 종로구 새문안로3길 36, 1601
	등록 1959. 3. 11. 제300-1959-1호(倫)